AF394894

Dᴿ MAURICE PIERRE

Diagnostic clinique

des

Epanchements

Sanguins intracraniens

d'origine traumatique

Leur Traitement par la Trépanation

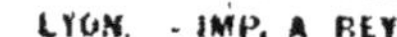

LYON. — IMP. A REY

DIAGNOSTIC CLINIQUE

DES

ÉPANCHEMENTS SANGUINS

INTRACRANIENS

D'ORIGINE TRAUMATIQUE

LEUR TRAITEMENT PAR LA TRÉPANATION

DIAGNOSTIC CLINIQUE

DES

ÉPANCHEMENTS SANGUINS

INTRACRANIENS

D'ORIGINE TRAUMATIQUE

LEUR TRAITEMENT PAR LA TRÉPANATION

PAR

Le Dr Maurice PIERRE

~~~~~~

LYON

A. REY, IMPRIMEUR-ÉDITEUR DE L'UNIVERSITÉ

4, RUE GENTIL, 4

—

1899
~~~~~~

AVANT-PROPOS

Nous étudierons dans ce travail toutes les variétés d'épanchements sanguins intracraniens, d'origine traumatique. Toutefois, nous ne nous occuperons pas des cas où il existe des lésions par trop graves du crâne et de l'encéphale, et où l'épanchement n'est qu'une complication accessoire et fatale. Nous n'étudierons pas non plus les hématomes qui se produisent chez les nouveau-nés, pendant les accouchements laborieux. Enfin, nous nous attacherons spécialement à reproduire les observations des malades qui ont été traités par la trépanation.

Dans un premier chapitre, nous nous occuperons des sources, du mécanisme et de l'anatomie pathologique des épanchements sanguins intracraniens consécutifs au traumatisme. Le second chapitre sera consacré aux symptômes. Enfin, dans les deux derniers chapitres, nous étudierons la question si importante du diagnostic clinique et du traitement.

Avant d'aborder notre sujet, nous tenons à adresser

tous nos remerciements à M. le professeur agrégé Rochet, qui nous a inspiré l'idée de ce travail. Il nous a aidé de ses conseils et nous a toujours accueilli avec la plus grande bienveillance; nous lui en sommes profondément reconnaissant.

M. le professeur Poncet qui, pendant cinq ans a été un de nos maîtres préférés, nous a fait le grand honneur d'accepter la présidence de notre thèse. Qu'il reçoive ici l'expression de notre sincère gratitude.

A tous ceux de nos maîtres civils et militaires qui nous ont témoigné quelque intérêt, nous adressons nos vifs remerciements.

M. P.

DIAGNOSTIC CLINIQUE

DES

ÉPANCHEMENTS SANGUINS

INTRACRANIENS

D'ORIGINE TRAUMATIQUE

LEUR TRAITEMENT PAR LA TRÉPANATION

CHAPITRE PREMIER

SOURCES, MÉCANISME
ET ANATOMIE PATHOLOGIQUE

A. — SOURCES ET MÉCANISME

« Quoique plus rapprochées des os du crâne que de l'encéphale, les artères méningées sont néanmoins comprises dans l'épaisseur de la dure-mère, en sorte qu'une déchirure de cette membrane s'accompagnera presque nécessairement d'une rupture vasculaire. Cette rupture donnera lieu à un épanchement de sang siégeant entre la dure-mère et les os, et c'est en réalité à cette variété que se rapporte la presque totalité des épanchements sanguins traumatiques intracraniens, qui ont tant préoccupé, avec raison, les chirurgiens. Je donnerai à ces épanchements le nom de sous-osseux, pour les distinguer de ceux qui ont été déjà signalés à propos de la région épicranienne, et désignés par les noms de sous-cutanés, sous-aponévrotiques et sous-périostiques. »

Nous empruntons ces quelques lignes à Tillaux, parce qu'elles résument admirablement les idées de la plupart des chirurgiens de notre époque, sur l'origine des épanche-ments sanguins intracraniens consécutifs au traumatisme. S'il fallait, en effet, s'en rapporter à l'opinion communé-men' répandue, ces épanchements reconnaîtraient pour cause habituelle une lésion des vaisseaux contenus dans l'épaisseur de la dure-mère et, en particulier, de l'artère méningée moyenne et de ses veines satellites. La déchi-rure des vaisseaux de la pie-mère, hors les cas où elle est produite directement par un agent vulnérant, ne serait qu'une complication rare de la contusion cérébrale, directe ou indirecte. Quant à la blessure des autres vaisseaux intracraniens, elle serait exceptionnuelle.

Ces données ne nous semblent pas entièrement d'accord avec la réalité des faits, et nous ne saurions les adopter sans réserves. Depuis quelques années, en effet, les obser-vations d'hémorragies intracraniennes ayant pour point de départ les vaisseaux de la pie-mère se sont multipliées, et des recherches poursuivies dans la littérature médicale, tant française qu'étrangère, nous ont permis d'en réunir une collection des plus respectables. Par cela même que les vaisseaux pie-mériens prenaient une importance de plus en plus grande en tant que sources hémorragipares, l'artère méningée moyenne perdait une partie de celle qui lui avait été jusqu'alors attribuée. S'il nous faut reconnaître qu'elle est souvent intéressée par les trauma-tismes du crâne, nous ne pouvons plus, à l'heure actuelle, la considérer comme l'origine principale des épanche-

— 9 —

ments sanguins intracraniens, puisque le relevé de nos
observations montre que sa blessure est loin de correspon-
dre à la moitié des cas d'hémorragies, et n'est guère plus
fréquente que celle des vaisseaux de la pie-mère. Sur les
86 cas d'épanchements sanguins que nous rapportons à la
fin de ce travail, le sang extravasé provenait en effet :

35 fois des vaisseaux méningés moyens,
30 fois des vaisseaux de la pie-mère,
9 fois des sinus de la dure-mère,
3 fois des vaisseaux intracérébraux,
5 fois d'une pachyméningite hémorragique traumatique,
1 fois des vaisseaux contenus à l'intérieur
de l'apophyse mastoïde.

Dans trois cas, l'hémorragie prenait son origine dans
les veines du diploé, dans la jugulaire interne et dans la
carotide interne.

Nous basant sur les chiffres qui précèdent, nous divi-
serons en trois catégories les sources des épanchements
sanguins intracraniens d'origine traumatique. Il y a :

1° *Des sources fréquentes*, qui comprennent les vaisseaux méningés moyens et les vaissseaux de la pie-mère.

2° *Des sources rares*, qui sont constituées par les sinus
de la dure-mère et les vaisseaux de la pachyméningite
hémorragique.

3° *Des sources exceptionnelles*, enfin, qui correspondent aux vaisseaux de la pie-mère intérieure, aux veines
du diploé, à la carotide interne et à la jugulaire interne.

On s'étonnera peut-être de nous voir placer la pachyméningite hémorragique parmi les sources des épanchements
sanguins intracraniens d'origine traumatique. Cette affec-

tion ne donne lieu, la plupart du temps, qu'à des hémorragies méningées spontanées, et son étude ne semble en
rien intéresser la chirurgie. Jusqu'à ces derniers temps,
nous avons partagé cette manière de voir; mais en parcourant les observations sur lesquelles est basé ce travail,
nous avons pu constater qu'un certain nombre d'hémorragies intracraniennes, consécutives à des chocs portés sur le
crâne et attribuées faussement aux vaisseaux de la pie-
mère, provenaient en réalité des vaisseaux anormaux
compris à l'intérieur des fausses membranes qui caracté-
risent la pachyméningite hémorragique. Nous avons pu
également reconnaitre qu'elles donnaient lieu aux mêmes
troubles fonctionnels que les autres variétés d'hémorragies;
qu'elles pouvaient être traitées avec le même succès par la
trépanation ; qu'enfin elles étaient consécutives au trauma
tisme. Devions-nous, dès lors, les écarter de notre sujet,
uniquement parce qu'elles avaient pour point de départ
des vaisseaux anormaux ? Nous ne l'avons pas pensé et
nous espérons que l'on nous approuvera.

Laissant de côté ces considérations générales sur l'origine des épanchements sanguins intracraniens, nous allons
étudier en particulier chaque source hémorragipare, et
aborder en même temps la question du mécanisme des
différentes variétés d'hémorragies. Ce sera par les vaisseaux méningés moyens et par les vaisseaux de la pie-
mère que nous commencerons.

Vaisseaux méningés moyens.

Les vaisseaux méningés moyens sont souvent blessés
par les traumatismes, en raison des rapports intimes qu'ils
présentent avec la région temporo-pariétale, si souvent

atteinte par les chocs portés sur le crâne. Ils peuvent être lésés en deux points de leur trajet : au niveau de leur tronc ou au niveau de leurs branches de division.

Les branches peuvent être rompues dans deux conditions différentes :

1° Par un agent vulnérant venant directement les intéresser, après perforation de la boîte cranienne (instruments piquants).

2° A la suite d'une contusion de la paroi cranienne, qu'elle s'accompagne ou non de solution de continuité des os du crâne.

Lorsque la lésion est produite directement, son mécanisme se comprend de lui-même, et ne comporte pas d'explication. D'ailleurs les choses se passent rarement de cette façon. C'est habituellement à la suite d'un coup porté sur la tête, au niveau de la région temporo-pariétale, que s'effectue la rupture vasculaire. Souvent la paroi cranienne est elle-même intéressée, et une fissure ou une fracture avec enfoncement vient s'ajouter aux désordres engendrés du côté des vaisseaux. Cependant le fait n'est pas constant, et Breitung, sur 52 hématomes avec rupture de l'artère méningée moyenne, en a compté 6 sans fracture du crâne. Nous-même, nous avons réuni beaucoup de cas du même genre.

Comment expliquer la déchirure artérielle ?

Gérard-Marchant, qui n'admet pas sa possibilité sans lésion osseuse, l'attribue au déplacement des fragments qui accompagne les solutions de continuité des os du crâne. Dans les cas de fracture avec enfoncement, la plaie vasculaire serait produite par le fragment déprimé, qui viendrait piquer et perforer l'artère. Celle-ci pourrait même être lésée par une simple fissure ; « l'écartement des frag-ments, dit l'éminent chirurgien, est généralement de quelques millimètres à peine, mais il est suffisant pour produire des déchirures de l'artère ».

Notre opinion est toute différente, et nous ne pensons pas qu'il soit possible d'établir une relation de cause à effet entre la rupture vasculaire et la rupture osseuse. Selon nous, ces deux ordres de lésions ne sont pas contem-poraines, la première est toujours antérieure à la seconde et s'explique par l'action du cône de dépression qui se produit au point d'application du traumatisme.

On sait que l'artère méningée moyenne, branche de la maxillaire interne, pénètre dans le crâne par le trou petit rond, et, après un court trajet, se divise en deux branches, qui cheminent entre la dure-mère et les os du crâne, au niveau de la région temporo-pariétale. Ces deux branches se divisent et se subdivisent elles-mêmes et, finalement, se résolvent en un grand nombre de rameaux, qui se ren-dent à la dure-mère et à la paroi cranienne. L'artère est donc maintenue, à son origine, par sa continuation avec la maxillaire interne, et, à sa terminaison, par ses rameaux méningiens et osseux ; on peut l'assimiler à une corde tendue entre deux points fixes, et susceptible, en vertu de son élasticité, d'exécuter certains mouvements de déplacement du côté de l'encéphale. Or, lorsqu'un trau-matisme vient à intéresser la région temporo-pariétale, la voûte du crâne tend à redresser sa courbure, et il se forme un cône de dépression au niveau du point percuté. Si ce cône se produit au niveau de l'une des branches de division de l'artère méningée moyenne, cette branche suit la paroi osseuse dans son déplacement et se trouve refoulée

vers l'intérieur du crâne. Lorsque la dépression est suffisante, le vaisseau, qui est fixé à ses deux extrémités et
dont l'élasticité a des limites, se rompt à son niveau et une
hémorragie se produit. Le traumatisme est-il plus éner-
gique, la paroi cranienne, déprimée à l'excès, se brise à
son tour, et une fracture du crâne vient compliquer la
déchirure artérielle.

L'hémorragie, une fois commencée, s'accroît progressivement, et le sang extravasé ne trouvant, sauf de rares
exceptions, aucune issue pour s'échapper, se collecte entre
les os du crâne et la dure-mère, qu'il décolle sur une
étendue plus ou moins grande. La dure-mère est, en effet,
très peu adhérente au niveau de la voûte du crâne, sauf
au voisinage des sutures, et nous savons, d'après les
recherches de Gérard-Marchant, qu'une pression de
5 centimètres de mercure suffit à produire son décollement
au niveau des régions occipitale et temporo-pariétale. Le
sang épanché la refoule du côté de l'encéphale, jusqu'au
moment où les résistances rencontrées viennent faire équi-
libre à la pression sanguine. Alors l'hémorragie cesse, et
l'épanchement se trouve définitivement constitué.

Les choses ne se passent pas toujours de cette façon. Il
peut arriver que la dure-mère soit perforée par une
esquille ou par un instrument piquant, et que la plaie
artérielle soit mise en communication avec la cavité arachnoïdienne. Dans ces conditions, le sang extravasé se
collecte d'abord en dehors de la dure-mère, puis s'épanche entre les deux feuillets de l'arachnoïde, après avoir
traversé la boutonnière artificiellement créée aux dépens
de la membrane fibreuse.

Tel est le mécanisme des hémorragies intracraniennes

qui ont pour point de départ les branches de division de l'artère méningée moyenne.

Lorsqu'elles proviennent du *tronc* de cette artère, elles se produisent d'une tout autre manière. Au niveau de la base du crâne, dans le trou petit rond et dans le canal osseux qui lui fait suite, le vaisseau n'est plus directement accessible aux traumatismes, et il ne peut être lésé que par un trait de fracture irradié de la voûte à la base. Dans ce cas, sa blessure n'est plus explicable que par le déjettement des fragments. « Quelque minime que soit l'écartement des fragments, dit Gérard-M. chant, lorsque les fissures intéressent l'artère dans son canal complet, ou incomplet, le déjettement des fragments est toujours suffisant, en raison de la contiguïté intime du vaisseau et de l'os (puisque l'un prend sur l'autre son empreinte), pour amener une déchirure artérielle. Contenu osseux et contenu membraneux subissent la même atteinte. »

L'artère n'est d'ailleurs pas seule intéressée ; la dure-mère, intimement adhérente à la base du crâne, se déchire suivant la direction du trait de fracture, et le sang ne pouvant se collecter en dehors d'elle, s'épanche dans son intérieur, c'est-à-dire dans la cavité arachnoïdienne.

Vaisseaux de la pie-mère.

Les vaisseaux de la pie-mère sont presque aussi souvent intéressés que les vaisseaux méningés moyens, et l'on s'explique difficilement que leur rôle ait été si longtemps méconnu. Ils forment, au niveau des circonvolutions, un réseau d'une extrême richesse, à la fois artériel et veineux, qui enveloppe de ses mailles les trois faces de chaque hémisphère cérébral. Parmi leurs branches de division, il en est qui présentent un calibre des plus respectables, et dont la rupture s'accompagne d'hémorragies toujours sérieuses. On nous permettra d'en faire une description rapide.

Les **Artères** naissent du polygone de Willis et sont au nombre de trois : la cérébrale antérieure, la cérébrale moyenne et la cérébrale postérieure.

L'artère cérébrale antérieure se dirige vers la scissure interhémisphérique, et, au niveau du genou du corps calleux, se divise en trois branches, qui viennent irriguer la portion de la face interne de l'hémisphère qui est située en avant du cunéus, la moitié interne du lobe orbitaire et une partie de la face externe de l'hémisphère correspondant.

L'artère cérébrale moyenne ou *sylvienne*, aussitôt après son origine, se porte en dehors et en arrière, puis s'engage dans la scissure de Sylvius, qu'elle parcourt dans toute son étendue, et dans la profondeur de laquelle elle est située. Elle s'en échappe à sa partie postérieure, et vient se terminer dans le lobule du pli courbe, ainsi que dans les circonvolutions avoisinantes. Pendant ce long trajet, l'artère émet des branches nombreuses, les unes ascendantes, les autres descendantes.

« Les branches ascendantes, dit Testut, sont au nombre de quatre, savoir :

« 1° L'artère frontale interne, qui se détache de la sylvienne au niveau du pôle de l'insula, et qui se distribue, par trois ou quatre rameaux, à la partie externe du lobe orbitaire, à la troisième circonvolution frontale ou circonvolution de Broca, et à la partie moyenne de la deuxième circonvolution frontale.

« 2° L'artère frontale ascendante, qui se ramifie sur les deux tiers ou les trois quarts inférieurs de la circonvolution frontale ascendante, ainsi que sur le pied de la deuxième circonvolution frontale.

« 3° L'artère pariétale ascendante, qui se ramifie, de même, sur les trois quarts inférieurs de la circonvolution pariétale ascendante.

« 4° L'artère pariétale inférieure, qui est souvent confondue avec la précédente, et avec laquelle elle forme un tronc commun ; oblique en haut et en arrière, elle se distribue au lobule pariétal inférieur et à la partie du lobule pariétal supérieur qui avoisine le sillon interpariétal. »

Les branches descendantes, au nombre de trois ou quatre, viennent se ramifier sur les trois circonvolutions temporales.

L'artère cérébrale postérieure, après un trajet que nous ne décrirons pas, atteint l'hémisphère correspondant, et se divise en trois branches, qui vascularisent toute la surface du lobe temporo-occipital, moins la pointe, ainsi qu'une partie des circonvolutions occipitales et temporales.

Toutes ces artères, tout au moins leurs troncs principaux, cheminent de préférence dans la profondeur des scissures. Les branches qu'elles émettent se divisent et se subdivisent comme elles et, finalement, se résolvent en arborisations terminales, qui de la pie-mère se rendent à la substance blanche et à la substance grise du cerveau. Elles constituent alors les artères longues et les artères courtes.

Les **Veines** sont beaucoup plus volumineuses que les artères, mais elles sont aussi moins nombreuses. Leur

paroi, d'une très grande minceur, est entièrement dépour-
vue de fibres musculaires lisses, et n'est formée que par
une faible couche de tissu conjonctif, qui double l'endo-
thélium. Elles ont une situation plus superficielle que les
artères, et tandis que celles-ci se dissimulent avec une
sorte de prédilection dans la profondeur des scissures, les
branches veineuses cheminent de préférence à la surface
libre des circonvolutions. Elles ont pour origine les veines
médullaires et les veines corticales, qui naissent des
réseaux capillaires du centre ovale et de l'écorce cérébrale, et aboutissent à la pie-mère en suivant le même
trajet que les artères correspondantes. Elles sillonnent les
trois faces de chaque hémisphère, et forment, par leurs
réunions multiples, des troncs de plus en plus volumineux, qui vont aboutir au sinus de la dure-mère. Nous ne
les étudierons pas toutes, et nous bornerons notre description aux troncs principaux qui cheminent à la face
externe de chaque hémisphère cérébral.

Au voisinage de la scissure de Rolando, existent deux
gros troncs superficiels, qui, nés des circonvolutions rolandiques, s'élèvent parallèlement à cette scissure et déver-
sent leur contenu dans le sinus longitudinal supérieur. Le
plus antérieur de ces vaisseaux, qui est aussi le plus
volumineux, a été décrit par Cruveilhier sous le nom de
grande veine cérébrale supérieure. Il chemine habituellement dans le sillon pré-rolandique, et communique, à
sa partie inférieure, avec la veine sylvienne, qui le relie
aux sinus de la base. Trolard, frappé par cette disposition
anatomique, a réuni ces deux vaisseaux en un seul, sous le
nom de grande veine anastomotique. Le deuxième tronc
dont nous voulons parler occupe le sillon post-rolan-

dique et va se jeter dans la veine sylvienne. *C'est la petite anastomotique de Labbé.*

Au niveau des lobes frontal, temporal et occipital se trouvent quelques veines assez importantes. Nous ne faisons que mentionner leur existence, pour ne pas trop agrandir le cadre de notre sujet.

Tous ces vaisseaux peuvent être rompus sous l'influence des chocs portés sur le crâne, mais tous ne sont pas capables de donner naissance à un épanchement sanguin intracranien. Pour qu'il y ait véritablement épanchement, il faut, en effet, que le sang soit sorti en quantité notable de ses voies naturelles, et qu'il se soit collecté sous un volume suffisant pour produire des phénomènes de compression cérébrale. Aussi, ne croyons-nous pas qu'avec les faibles dimensions qu'on leur connaît, les fines artérioles et veinules qui sillonnent la pie-mère puissent occasionner des hémorragies aussi sérieuses que celles que nous relatons à la fin de ce travail. Leur déchirure ne s'accompagne que d'une extravasation sanguine peu considérable, pouvant seulement communiquer au liquide céphalo-rachidien une teinte rosée. Seuls les troncs et les branches principales des vaisseaux qui cheminent à la face externe des hémisphères nous paraissent devoir être incriminés comme sources d'épanchements sanguins.

Est-ce à dire que tous soient susceptibles d'être intéressés ? Il nous faut évidemment l'admettre, bien qu'il y en ait un grand nombre dont nous n'ayons pu constater ou soupçonner la lésion. A notre avis, les vaisseaux qui sont habituellement atteints par les traumatismes sont ceux qui cheminent au voisinage de la scissure de Rolando, nous voulons dire :

1° Les quatre branches de division de l'artère cérébrale moyenne et, en particulier, la frontale et la parié
tale ascendantes ;

2° La grande veine cérébrale de Cruveilhier, la petite
anastomotique de Labbé et la veine sylvienne.

Voici les raisons qui nous ont déterminé à cette sélec-
tion. Tout d'abord les vaisseaux dont nous venons de
parler cheminent au voisingae des circonvolutions rolandiques ; ils sont donc en rapport avec la région pariétale,
qui est si souvent intéressée par les contusions et les
fractures du crâne. De plus, une étude minutieuse des
observations que nous rapportons à la fin de ce travail
nous a permis de constater que, lorsqu'une hémorragie
d'origine pie-mérienne se produisait entre la dure-mère
et le cerveau, le sang se coagulait dans une grande partie des cas, tout au moins d'une façon partielle, et que le
caillot comprimait presque toujours la moitié inférieure
de la scissure de Rolando. Nous en avons conclu qu'il
devait avoir pour origine un des vaisseaux situés au voisinage de cette scissure. L'expérience nous a d'ailleurs
donné raison, et, dans un cas de Schneider, nous avons
pu constater que le sang épanché provenait de la première
branche de division de l'artère cérébrale moyenne. Les
veines peuvent être blessées comme les artères; elles y sont
exposées d'une façon toute particulière, en raison de la
minceur de leurs parois et de leur situation superficielle.

Comment se produit la déchirure des vaisseaux de
la pie-mère ? Ils peuvent être lésés par des esquilles,
ou par des agents vulnérants venant perforer les os
du crâne et la dure-mère, mais le fait est exceptionnel. Habituellement, leur rupture s'effectue suivant

le mécanisme de la contusion cérébrale directe ; dans ce cas, le choc se transmet à la pie-mère par l'intermédiaire de la paroi osseuse temporairement déprimée. La blessure vasculaire peut aussi se produire à l'extrémité opposée de l'axe de percussion, suivant le mécanisme de la contusion cérébrale indirecte ; mais le fait doit être considéré comme extrêmement rare, car nous n'en avons trouvé qu'un seul exemple.

De ce que la rupture vasculaire s'effectue suivant le mécanisme de la contusion cérébrale, il ne faudrait pas conclure qu'elle s'accompagne toujours de lésions matérielles appréciables du cerveau. Ces lésions font très souvent défaut, et dans près de la moitié de nos observations, le traumatisme n'avait occasionné que des troubles légers de commotion cérébrale, ce qui prouve que la substance nerveuse est plus résistante que les vaisseaux pie-mériens. Dès lors, il semble que toutes les fois qu'un agent vulnérant engendre des désordres de contusion cérébrale, il devrait déterminer en même temps des déchirures de ces vaisseaux. Il en est bien ainsi en réalité, et lorsqu'il ne se produit pas d'épanchement, c'est que la blessure n'a intéressé que des artérioles et des veinules de petit calibre, incapables de produire à elles seules une hémorragie sérieuse. Dans les cas de ce genre, l'extravasation sanguine est très faible et ne fait que communiquer au liquide céphalo-rachidien une couleur rosée.

Une fois la rupture vasculaire produite, que se passe-t-il ? Habituellement, le sang ne s'épanche pas en dedans de la pie-mère, parce que celle-ci est maintenue appliquée contre la surface libre des circonvolutions par les nombreuses artérioles et veinules qui la relient à ces dernières. L'adhérence qui existe entre la membrane et le cerveau n'est pas très prononcée, mais elle n'en constitue pas moins une résistance à vaincre. Aussi, le sang extravasé se collecte-t-il le plus souvent dans la cavité arachnoïdienne ou dans les espaces sous-arachnoïdiens du crâne, où les conditions sont toutes différentes. Presque toujours, le feuillet viscéral de l'arachnoïde est rompu par le traumatisme, en raison de sa minceur, et la plaie vasculaire est mise en communication avec la cavité arachnoïdienne, dans laquelle existe le vide, comme dans toutes les cavités séreuses. Le sang, en quelque sorte aspiré, s'y précipite, et ce n'est que lorsque l'arachnoïde a conservé son intégrité qu'il repousse le liquide céphalo-rachidien et qu'il s'épanche dans les espaces sous-arachnoïdiens du crâne; pour qu'il se collecte en dedans de la pie-mère, il faut, en outre, que les vaisseaux qui unissent la membrane vasculaire au cerveau aient été rompus sur une certaine étendue. Les faits de ce genre sont d'ailleurs très rares, et nous n'avons pu réunir que trois cas d'hématomes sous-piemériens.

Sinus de la dure-mère.

De tous les sinus de la dure-mère, les sinus découverts peuvent seuls être intéressés par les violences du dehors, parce que seuls ils sont accessibles aux traumatismes. Par sinus découverts, nous entendons le sinus longitudinal supérieur, les sinus latéraux et le pressoir d'Hérophile, le sinus caverneux et enfin le sinus pétreux supérieur. Ces vaisseaux sont tous volumineux, et le calibre du sinus longitudinal supérieur n'est pas inférieur à 4 millimètres; celui du sinus latéral, plus considérable encore, atteint en moyenne 8 millimètres. Aussi ne faut-il pas s'étonner que les hémorragies qui reconnaissent cette origine soient toujours abondantes et rapides.

Le *sinus longitudinal supérieur* est souvent intéressé, soit par une esquille osseuse enfoncée, soit par un agent vulnérant ayant traversé la boîte cranienne au niveau du vaisseau. Il peut être simplement piqué, ou bien perforé de part en part; dans ce dernier cas, le sang s'épanche à la fois à l'extérieur et à l'intérieur de la dure-mère, et il se produit un épanchement en bissac.

Le *sinus latéral* peut être blessé, comme le sinus longitudinal, par piqûre ou perforation, mais il peut être aussi déchiré, dans les cas de fractures linéaires avec déjettement des fragments. C'est qu'il adhère d'une façon intime aux os avec lesquels il est en contact, et qu'à la suite des fractures de l'occipital et du temporal il éprouve une traction brusque et instantanée qui amène sa déchirure.

Le *sinus caverneux*, très profondément situé, n'est pas accessible aux esquilles osseuses, et il ne peut être intéressé que par les instruments piquants, qui pénètrent par la cavité orbitaire, et vont parfois blesser en même temps l'artère carotide interne.

Le *sinus pétreux supérieur* ne peut être lésé que dans les cas de fracture du rocher (cas de Rochet).

Pachyméningite hémorragique traumatique.

La pachyméningite ne donne lieu habituellement qu'à des hémorragies spontanées; quelquefois, cependant, l'extravasation sanguine est consécutive à un choc porté sur la tête, au niveau du point où siègent les fausses membranes qui sont particulières à l'affection qui nous occupe. Ces fausses membranes sont presque toujours situées au niveau de la voûte du crâne, dans les régions qui corres-pondent aux branches de division de l'artère méningée moyenne (Lancereaux); elles sont constituées par des produits inflammatoires, qui se sont déposés à la face interne de la dure-mère, sous forme de couches strati-fiées, dont la plus jeune est directement en rapport avec la membrane fibreuse. Tous ces feuillets sont très riches en vaisseaux, qui se rompent facilement, en raison de leur minceur et de leur structure spéciale qui les rap-prochent des capillaires. Cette rupture qui ne se produit pas toujours spontanément, se produit fatalement lorsque le malade vient à recevoir un coup sur la tête.

Le sang extravasé peut suivre deux voies différentes. Si les fausses membranes ont été divisées par le choc, il pénètre dans leurs interstices et vient inonder la cavité arachnoïdienne. Si, au contraire, l'intégrité des feuillets néo-formés a été respectée, l'hématome est enkysté par eux; il est alors accolé et suspendu à la face interne de la dure-mère.

Parfois les troubles fonctionnels déterminés par l'épan-chement n'apparaissent que plusieurs semaines après le traumatisme. Il est probable que, dans les cas de ce genre, il se produit deux hémorragies successives : l'une primitivement, après l'application de la violence; l'autre secondairement, à une époque plus éloignée. La première est insuffisante pour déterminer des phénomènes de com-pression cérébrale, et ce n'est que lorsque la seconde s'effectue que ces phénomènes se manifestent.

Autres sources.

Les vaisseaux abondants qui irriguent l'apophyse mastoïde peuvent devenir le point de départ d'épanchements sanguins intracraniens, lorsque cette saillie osseuse est lésée par des fractures qui intéressent en même temps le rocher. Le fait a déjà été signalé (Panas), et nous avons pu en voir un exemple chez un des malades opérés par M. le professeur agrégé Rochet; dans ce cas, il y avait une fracture parallèle à l'axe du rocher; qui avait détaché presque complètement l'apophyse mastoïde de la base de cet os; le sang qui provenait de celui-ci s'était écoulé en partie à l'extérieur, à travers le conduit auditif externe; il s'était en outre dirigé vers l'intérieur du crâne et avait pénétré sous la dure-mère, qui était déchirée suivant la direction du trait de fracture.

Les *vaisseaux* qui pénètrent dans l'épaisseur de la *substance cérébrale et les vaisseaux de la pie-mère dite intérieure* peuvent eux-mêmes être rompus par les traumatismes et devenir l'origine d'épanchements sanguins.

Les épanchements intracérébraux se produisent suivant le mécanisme de la contusion cérébrale, et s'accompagnent ou non de dilacération du cerveau.

Les épanchements intraventriculaires, d'après Duret, seraient occasionnés par le choc du liquide céphalo-rachidien, qui, chassé brusquement à travers l'aqueduc de Sylvius, viendrait s'engouffrer dans le quatrième ventricule, et déterminer la rupture des artères et des veines du pléxus choroïde et du plancher bulbaire.

La veine jugulaire interne et l'artère carotide interne peuvent être intéressées par les traumatismes qui atteignent la base du crâne, mais leur lésion est si rare que nous croyons inutile de décrire son mécanisme. Nous nous bornerons à indiquer que les épanchements qui reconnaissent cette origine siègent à l'intérieur de la dure-mère, qui est toujours divisée en même temps que le vaisseau et ne se laisse pas décoller.

La rupture des veines du diploé étant également exceptionnelle, ne nous arrêtera pas davantage.

B. ANATOMIE PATHOLOGIQUE

Les épanchements sanguins intracraniens, consécutifs à la rupture des vaisseaux, que nous venons d'étudier, n'atteignent pas d'emblée le volume qu'on leur découvre au cours d'une autopsie ou d'une intervention chirurgicale. Ils s'effectuent lentement, progressivement, et ce n'est qu'au bout d'un certain temps qu'ils acquièrent des dimensions suffisantes pour agir efficacement sur le cerveau et produire des troubles de compression cérébrale. Ils peuvent se collecter au dehors de la dure-mère, à l'intérieur des méninges, dans la substance cérébrale ou dans les ventricules, ce qui permet de les diviser en quatre grands groupes. Ce sont :

1° Les **épanchements extra-duremériens**, situés entre la dure-mère et les os du crâne.

2° Les **épanchements intra-duremériens** ou **sous-duremériens**, qui sont compris entre la dure-mère et le cerveau, et qui présentent eux-mêmes plusieurs variétés.

Ils peuvent siéger :

a) Entre les deux feuillets de l'arachnoïde, dans l'intérieur de la cavité arachnoïdienne;

b) Entre le feuillet viscéral de l'arachnoïde et la pie-mère, dans les espaces sous-arachnoïdiens du crâne;

c) Entre la pie mère et le cerveau.

Aux deux catégories d'hématomes dont il vient d'être question, nous rattacherons les *épanchements mixtes*, qui sont à la fois extra et intra-duremériens, et qui affectent, le plus souvent, la forme d'épanchements en bissac. Ceux-ci nécessitent, pour se produire, une déchirure de la dure-mère, qui peut aussi rester intacte, comme on le verra dans les cas de Petit, de Porter et de Cabot.

3° **Les épanchements intra-cérébraux,** qui sont logés dans de petites cavités creusées aux dépens de là substance nerveuse.

4° **Les épanchements intra-ventriculaires,** dont le nom indique lui-même le siège.

Toutes ces variétés d'épanchements sont loin d'avoir la même importance. Certaines d'entre elles ne se rencontrent que d'une façon exceptionnelle. C'est le cas des épanchements intra-cérébraux et des épanchements intra-ventriculaires, dont nous n'avons pu trouver que de rares exemples dans la littérature médicale. Les épanchements mixtes sont également peu communs, et les hématomes le plus fréquemment observés sont les hématomes extra-duremériens, dont nous rapportons 48 cas, et les hématomes sous-duremériens, dont nous avons réuni 40 cas ; ces derniers sont presque toujours intra-arachnoïdiens.

Nous allons étudier les caractères de ces divers épanchements ; nous examinerons en même temps les rapports qu'ils peuvent présenter avec le crâne et l'encéphale.

Epanchements extra-duremériens.

Lorsqu'un épanchement se produit entre la dure-mère et les os du crâne, le sang ne reste qu'exceptionnellement fluide, et c'est ordinairement sous forme de caillot qu'il se présente au chirurgien.

Le caillot est habituellement volumineux, et voici les dimensions qu'il nous paraît présenter dans la moyenne des cas :

Dimensions antéro-postérieures. . 7 à 8 cent.
Dimensions verticales. . . . . . . 6 à 7 »
Epaisseur . . . . 4 à 5 »

Son poids varie de 30 à 300 grammes ; il est le plus souvent de 100 à 150 grammes.

L'épanchement, d'une couleur noirâtre, affecte la forme d'une demi-sphère ou d'un ovoïde légèrement excavé du côté de l'encéphale, et présente une consistance d'autant plus prononcée qu'il est plus ancien. Il adhère toujours à la dure-mère et aux os du crâne, mais cette adhérence n'est ordinairement pas très intime et il est facile d'en venir à bout par dilacération ou par traction.

Le sang peut se collecter en des points différents, et l'on peut, avec Krönlein, diviser en deux groupes les épanchements extra-duremériens : les épanchements diffus et les épanchements circonscrits.

Les ÉPANCHEMENTS DIFFUS, qui sont les moins fréquents, occupent toute la zone décollable de la dure-mère et anéantissent presque tout un hémisphère cérébral.

Les ÉPANCHEMENTS CIRCONSCRITS présentent eux-mêmes plusieurs variétés. Le plus souvent ils sont *médians, temporo-pariétaux* et occupent la fosse moyenne de la base du crâne, ainsi que la partie correspondante de la voûte. Plus rarement, ils sont *postérieurs* ou *occipito-pariétaux;* ils siègent alors sous la bosse pariétale et s'étendent, en haut, jusqu'au voisinage de la faux du cerveau, en bas jusqu'à la tente du cerveau, en arrière jusqu'à quelques centimètres de la protubérance occipitale interne. Exceptionnellement, enfin, d'après Krönlein, ils seraient *antérieurs* ou *fronto-temporaux*, et s'étendraient en avant de la suture coronale, sous la tubérosité frontale, mais nous n'avons jamais rencontré cette variété.

Épanchements sous-duremériens.

Le sang épanché sous la dure-mère est loin d'être toujours liquide et étalé en nappe à la surface du cerveau. Sur 36 observations où ses caractères étaient mentionnés, nous avons constaté que 15 fois il était coagulé d'une façon complète, et 9 fois d'une façon partielle; dans 12 cas seulement il était entièrement fluide et mélangé au liquide céphalo-rachidien.

Le caillot, quand caillot il y a, est ordinairement plus mou et moins volumineux que celui qui s'observe en dehors de la dure-mère; il adhère peu aux parties avec lesquelles il est en contact. Les rapports qu'il présente avec le crâne et avec l'encéphale sont à peu près constants; presque toujours il correspond à la région temporo-pariétale, et comprime la moitié inférieure de la scissure de Rolando ainsi que les circonvolutions qui sont situées à proximité de cette scissure; il descend, dans la plupart des cas, jusqu'au niveau de l'étage moyen de la base du crâne,

Dans sa portion qui recouvre l'épanchement, la dure-mère est proéminente, tendue, privée de pulsations ; elle présente, en outre, une teinte bleuâtre caractéristique.

La paroi cranienne n'est pas très souvent intéressée ; sur quarante observations d'hémorragies sous-durémériennes, nous n'avons trouvé signalée que treize fois sa lésion.

Épanchements intra-cérébraux et épanchements intra-ventriculaires.

Les épanchements intra-cérébraux sont logés dans de petites cavités creusées aux dépens de la substance nerveuse ; ayant pour origine des vaisseaux d'un très faible calibre, ils sont toujours peu volumineux, et c'est par grammes que se chiffre leur poids. Aussi, ne déterminent-ils pas, à proprement parler, de phénomènes de compression cérébrale ; ils agissent localement, en excitant ou en anéantissant passagèrement les éléments anatomiques avec lesquels ils sont en contact.

Les épanchements intraventriculaires, de même que les précédents, sont constitués par du sang liquide ou par du sang coagulé, émané des artères et des veines des plexus choroïdes du plancher bulbaire ; ils s'accompagnent presque toujours de lésions graves du cerveau.

CHAPITRE II

SYMPTOMES

Les épanchements sanguins intra-craniens agissent à la façon des tumeurs et des abcès, en diminuant la capacité du crâne et en produisant des phénomènes de compression cérébrale. Les troubles qu'ils déterminent sont nombreux, et parmi eux il en est de caractéristiques, qui suffisent à établir le diagnostic. Il est donc généralement facile de reconnaître l'existence d'une hémorragie intracranienne, et si elle peut s'accompagner de complications multiples, telles que fractures avec enfoncement, commotion ou contusion cérébrale, elle présente une évolution si spéciale, qu'il est presque toujours possible de la différencier des autres affections qui succèdent au traumatisme. Nous voulions étudier séparément les symptômes des épanchements extra-duremériens et les symptômes des épanchements sous duremériens, mais comme ces épanchements donnent lieu habituellement au même tableau clinique, nous les comprendrons dans une même description; nous étudierons isolément les symptômes des épanchements intra-cérébraux et des épanchements intra-ventriculaires.

EPANCHEMENTS EXTRA-DUREMÉRIENS
ET INTRA-DUREMÉRIENS

Le tableau symptomatique par lequel se traduisent ces épanchements n'est jamais aussi complet que celui que nous allons tracer ; dans tous les cas, un certain nombre de troubles fonctionnels font défaut, et notre exposé sera nécessairement schématique. Voici, d'ordinaire, comment les choses se passent :

Un individu fait une chute ou reçoit un coup sur la tête. Suivant l'intensité du traumatisme, deux destinées lui sont dévolues :

1° **Ou bien** il perd immédiatement connaissance, et passe sans transition de la lucidité la plus complète à l'inconscience la plus absolue. L'intelligence et la sensibilité sont entièrement abolies, la résolution musculaire est complète, et malgré les excitations les plus vives, il est impossible de tirer le blessé de sa torpeur. A cette déchéance physique et morale viennent s'ajouter une série de troubles fonctionnels des plus importants, dont il semble difficile de dire, à première vue, s'ils appartiennent en propre à la commotion, à la contusion ou à la compression cérébrale. La respiration s'affaiblit, le pouls se ralentit ; une des pupilles se contracte, des accidents se produisent du côté des réservoirs. Des troubles divers, et parfois limités, apparaissent du côté des fonctions motrices. Ce sont des convulsions, des contractures ou des paralysies. Puis, insensiblement, le tableau clinique se modifie ; si le sujet ne succombe pas, les phénomènes qui, au début, avaient fait songer à la commotion et à la contusion cérébrale disparaissent, ou passent au deuxième

plan et sont remplacés par les accidents de la compression, qui s'est installée d'une façon progressive et sour-
noise. Nous verrons, sous peu, en quoi ces accidents
consistent.

2° **Ou bien,** après quelques sensations de vertige,
quelques moments d'hébétude, un étourdissement ou une
perte de connaissance passagère, il reprend possession de
lui-même, et peut vaquer comme à l'ordinaire à ses occu-
pations. Le retour à l'état normal est complet, ou à peu
près. C'est tout au plus si le malade a conservé de son
accident un peu de céphalalgie, une douleur légère au
niveau des parties contusionnées. Cet intervalle de conscience pendant lequel toutes les fonctions s'exécutent d'une
façon régulière, dure de quelques heures à quelques jours,
il peut même se prolonger durant plusieurs semaines.
Puis, tout à coup, alors que rien ne le faisait prévoir,
survient une perte de connaissance plus ou moins complète, qui se transforme dans la suite en un coma profond.
Le pouls se ralentit, la respiration s'embarrasse, le stertor apparaît. Quelquefois des vomissements se produisent,
les sphincters se relâchent, et une incontinence des urines
et des matières fécales vient compliquer la scène.

Des signes d'un autre ordre viennent révéler à l'ob-
servateur l'anéantissement momentané ou l'exaltation
passagère de certaines régions de l'écorce cérébrale. Ce
sont des paralysies diverses, affectant d'ordinaire la forme
d'hémiplégies, complètes ou partielles, et n'intéressant
qu'exceptionnellement la totalité du corps. Dans certains
cas, on leur voit suivre une marche progressive : au moment de l'examen, il n'existe qu'une hémiplégie partielle, ou qu'une hémiparésie, et l'on est tout étonné,

plus tard, de découvrir une hémiplégie complète. Ce sont des convulsions, limitées à un groupe musculaire, à une moitié du corps, ou généralisées. C'est de l'aphasie motrice, qui peut s'établir d'une façon lente et graduelle. Exceptionnellement enfin, ce sont des contractions et des troubles sensitifs.

Du côté de l'œil, on observe d'habitude des phénomènes intéressants. Une fois sur deux, l'une des pupilles est dilatée du côté de l'épanchement, l'autre étant normale ou contractée. Plus rarement, la dilatation pupillaire est bilatérale, les pupilles restent immobiles et ne réagissent plus sous l'influence de leurs excitants naturels. Quelquefois il existe une anesthésie de la cornée, une stase papillaire, une chute de la paupière supérieure, une déviation conjuguée de la tête et des yeux, un strabisme divergent.

Lorsqu'on vient à explorer le cuir chevelu et les os de la voûte du crâne, il n'est pas rare d'y découvrir, soit une contusion ou une plaie contuse, soit une ecchymose mastoïdienne, faciale ou temporo-pariétale, soit un œdème diffus de la région temporo-pariétale. Un examen plus attentif permet souvent de reconnaître une fissure ou une fracture avec enfoncement. Enfin, des pressions localisées peuvent, dans certains cas, provoquer de la douleur chez le patient, lui arracher quelques mots inarticulés, quelques cris plaintifs, ou lui faire exécuter des mouvements de défense.

Si le blessé est abandonné à lui-même, tous les troubles précédents s'aggravent. Le coma devient plus absolu ; les paralysies, les convulsions, les contractures se généralisent, si elles ne l'étaient déjà ; la respiration devient plus laborieuse; le pouls se ralentit de plus en plus, ou, au contraire, s'accélère et devient incomptable; parfois, la fièvre s'allume, et le malade ne tarde pas à succomber.

Tel est le tableau clinique, auquel donne lieu un épanchement sanguin intracranien qui s'accompagne de tous les symptômes de compression cérébrale. On s'illusionnerait considérablement si l'on s'attendait à le trouver toujours aussi complet. Dans tous les cas, un certain nombre des troubles que nous venons de passer en revue font défaut, ou sont si atténués qu'il est à peine possible d'en reconnaître l'existence. Les symptômes de localisation, les troubles oculaires, les signes locaux peuvent être absents; il n'existe alors que des troubles généraux vagues, et le diagnostic est rendu singulièrement difficile.

Nous allons étudier en détail chacun des symptômes principaux que produisent les hémorragies sus- et sousduremériennes. Nous examinerons successivement : les signes locaux, les troubles oculaires, l'intervalle de lucidité, les troubles moteurs et sensitifs, les troubles intellectuels, respiratoires et circulatoires et, enfin, ce que nous avons appelé la progression des symptômes.

Signes locaux. — Les signes locaux sont nombreux et font rarement défaut. Ils consistent ordinairement en fractures, en plaies contuses ou en ecchymoses, dont les caractères peuvent présenter les plus grandes variétés. D'habitude, les solutions de continuité osseuses, qu'elles soient simples ou compliquées, restent limitées à la voûte du crâne; ce sont, suivant les cas, des fêlures, des fissures, des fractures étoilées ou avec enfoncement, qu'il est généralement facile de reconnaître à l'aide de pressions méthodiques exercées au niveau de la paroi crânienne. Lorsqu'il existe une plaie contuse, les téguments sont intéressés sur une étendue plus ou moins grande et le plus souvent au niveau de la région temporo-pariétale ou de la région fronto-pariétale. L'ecchymose, plus ou moins prononcée, apparaît ordinairement quelques heures après le traumatisme, au niveau de la région temporo-pariétale, de la région zygomatique, de l'apophyse mastoïde ou de l'une des conjonctives. Elle peut être le reflet de l'épanchement sous-osseux, lorsqu'il existe une fracture avec écartement des fragments et une déchirure de l'aponévrose épicranienne, permettant au sang de diffuser au dehors, mais le fait est exceptionnel. Dans certains cas, des pressions limitées à un point déterminé de la voûte du crâne, arrachent au blessé quelques grognements, quelques cris de douleur, ou lui font exécuter des mouvements de défense. C'est là un signe d'une très grande valeur et il est regrettable qu'il ne soit pas plus fréquent ; dans toutes les observations où nous l'avons trouvé noté, le point douloureux correspondait à l'épanchement, et plusieurs fois il avait servi de point de départ à l'application du trépan.

Enfin, il n'est pas très rare d'observer un œdème diffus de la région temporo-pariétale, qui parfois dissimule une fracture sous-jacente.

Tous ces signes prennent une grande importance lorsque les symptômes de localisation font défaut. Ils peuvent alors, à eux seuls ou avec l'aide des troubles concomitants, servir à déterminer avec une approximation suffisante le siège de la collection sanguine, à laquelle ils correspondaient exactement dans près de la moitié des cas que nous rapportons. Il faudra donc tenir grand compte de chacun d'eux et, en particulier, des fractures, des plaies contuses et des points douloureux limités.

Troubles oculaires. — Il est assez rare que les pupilles restent normales. Souvent l'une d'entre elles est largement dilatée du côté de l'épanchement, du côté opposé aux troubles moteurs. Ce signe indique une compression cérébrale considérable, portant jusque sur les noyaux d'origine du nerf moteur oculaire commun, et permet de déterminer d'une façon certaine de quel côté s'est épanchée la collection sanguine. D'après Jacobson, il se rencontrerait dans les deux tiers des cas, mais nous n'avons pu vérifier cette assertion, car, dans un grand nombre de nos observations, les troubles oculaires n'ont pas été relatés ; nous n'avons trouvé signalée que quinze fois la dilatation pupillaire unilatérale.

On peut observer aussi la dilatation des deux pupilles, qui, en même temps, restent insensibles à l'action de leurs excitants naturels. Dans ce cas, les deux noyaux moteurs oculaires communs sont anéantis, et la compression atteint les deux hémisphères.

Lorsqu'elle est pousssée à ses dernières limites, on voit apparaître l'anesthésie de la cornée, la stase papillaire, et parfois même un certain degré d'exophtalmie du côté de l'épanchement. Il faut alors se hâter d'intervenir.

La contraction des pupilles s'observe quelquefois, lorsqu'il existe des lésions de contusion cérébrale. Enfin, on peut constater une chute de la paupière supérieure, une déviation conjuguée de la tête et des yeux, un strabisme divergent, mais ces symptômes sont rares.

Intervalle de lucidité. — L'intervalle de lucidité, *frei Intervall* des auteurs anglais et allemands, est un des signes caractéristiques des épanchements sanguins intra-craniens.

Il correspond à la période de constitution anatomique de ces épanchements, ou plutôt à une partie seulement de cette période. Lorsqu'un des vaisseaux que nous avons appris à connaître au commencement de cette étude vient à être rompu sous l'influence d'un traumatisme, le sang se collecte entre l'encéphale et la paroi cranienne, et acquiert un volume de plus en plus considérable. Pendant un certain temps, le cerveau supporte bien l'augmentation de pression qui s'ensuit, et son fonctionnement n'est pas troublé : c'est à cette période de latence que correspond l'intervalle de lucidité. Mais, à un moment donné, l'organe se trouve à l'étroit à l'intérieur de la cavité cranienne, il s'affaisse sur lui-même, sa circulation est gênée ; le malade est alors pris d'une torpeur intellectuelle croissante, ou bien il perd subitement connaissance, et des troubles de compression cérébrale de plus en plus graves s'établissent.

Il n'est aucune affection cérébrale consécutive au traumatisme qui présente une évolution semblable. Aussi, toutes les fois qu'à la suite d'un choc porté sur le crâne on verra un intervalle libre précéder l'apparition de symptômes cérébraux du genre de ceux que nous avons passés en revue, on pourra affirmer, sans crainte de s'être trompé, que l'on est en présence d'un épanchement sanguin intracranien.

Malheureusement, cet intervalle n'est pas constant, et

c'est parfois au milieu des troubles réunis de la commotion et de la contusion cérébrale que s'installent les accidents qui sont sous la dépendance de l'épanchement. Il en était ainsi dans le tiers environ des cas que nous rapportons.

L'intervalle de conscience est d'une longueur variable, qui n'est jamais inférieure à une vingtaine de minutes ou à une demi-heure, et qui excède rarement un ou deux jours ; cependant, nous l'avons vu se prolonger pendant plusieurs semaines, et même atteindre deux mois. Dans les cas de ce genre, on peut diagnostiquer à coup sûr une pachyméningite hémorragique traumatique, l'intervalle de lucidité ne dépassant jamais sept ou huit jours lorsque l'épanchement a pour point de départ un des vaisseaux normaux intracraniens.

Troubles moteurs et sensitifs. — Les TROUBLES MOTEURS consistent en paralysies, en convulsions, en contractures ou en aphasie motrice.

Les *paralysies* (parésies ou paralysies proprement dites) sont fréquentes, et consistent habituellement en hémiplégies totales ou partielles, exceptionnellement en paralysies complètes.

L'hémiplégie totale est ordinairement moins accusée au niveau du membre inférieur, qui est simplement parésié ; lorsqu'elle n'est que partielle, elle atteint le plus souvent le membre supérieur et la face, ou le membre supérieur seul.

Quelle que soit sa variété, la paralysie peut s'établir d'une façon lente et graduelle. Dans plusieurs cas nous l'avons vue, au début, rester limitée aux muscles du membre supérieur et d'une moitié de la face, et envahir le membre inférieur au bout d'un certain temps. C'est ainsi que dans le cas de Bremer et Carson, on ne constata, au moment de l'examen, qu'une simple parésie faciale droite ; à un assez long intervalle, le bras droit fut atteint, et la jambe se prit à son tour. On trouvera des cas du même genre dans les observations d'Armstrong et de Boyd.

D'autres fois, la paralysie, au lieu de s'étendre en surface, s'accroît, pour ainsi dire, en intensité. Il n'existe, au début, qu'une hémiparésie partielle, ou bien le membre inférieur est simplement parésié alors que le membre supérieur et la face sont paralysés, et, après un laps de temps variable, les parties dont la motilité était seulement affaiblie se paralysent d'une façon complète. Il sera facile de constater cette aggravation progressive des troubles paralytiques dans les cas de Weiss, de Rochet, de Vallas, de Sandoz, de Thornley Stocker et de Peyrot. Le premier est, à cet égard, le plus typique, puisqu'on avait pu observer successivement la torpeur, l'engourdissement, et la parésie du bras gauche.

Les *convulsions* sont plus rares que les paralysies, et s'observent de préférence dans les cas d'hémorragies sous-duremériennes. Sur les vingt-cinq cas où nous les avons trouvées mentionnées, elles correspondaient dix-huit fois à une collection sanguine située sous la dure-mère.

Elles surviennent par accès, alternativement toniques et cloniques, et ordinairement assez espacés. Elles peuvent rester limitées à quelques muscles, à quelques groupes musculaires, ou à un membre tout entier, mais d'ordinaire il s'agit d'hémiconvulsions, qui envahissent d'emblée toute une moitié du corps, ou qui, après être restées localisées à un membre ou à la face, s'étendent successivement aux autres parties du même côté. Elles peuvent aussi se généraliser, d'emblée ou graduellement.

Lorsqu'ils présentent une extension progressive, les mouvements convulsifs s'établissent suivant un ordre déterminé. Dans le type facial, ils s'annoncent par des battements de la paupière ou par une déviation de la commissure labiale; de là, ils s'irradient aux autres muscles de la face et de la région du cou, et gagnent ensuite le membre supérieur et le membre inférieur. Dans le type brachial, le membre supérieur est le premier atteint, et le début se fait par le pouce, l'index ou le médius, puis les muscles du cou et de la face se prennent à leur tour, ceux du membre inférieur n'étant envahis qu'en dernier lieu. Enfin, dans le type crural, les mouvements spasmodiques portent primitivement sur le membre inférieur, et intéressent tout d'abord le gros orteil; ils se propagent ensuite de bas en haut à toute la moitié correspondante du corps.

Toutes les fois que l'on observe une ou plusieurs attaques d'épilepsie jacksonnienne, il faut rechercher s'il y a nettement ce que Seguin a appelé le signal-symptôme, c'est-à-dire si les convulsions débutent avec régularité par les mêmes muscles. Lorsqu'il en est ainsi, on peut reconnaitre sur quel territoire cérébral la compression a porté tout d'abord.

L'aphasie motrice est moins fréquente que les convulsions. Ce symptôme est trop connu pour qu'il fasse ici l'objet de longs développements. Nous ferons simplement remarquer que la perte du langage articulé peut s'établir progressivement, comme nous l'avons constaté dans les observations de Duret, d'Owen et de Ball. Dans la première, il est dit que le malade accusa, quelques jours après le traumatisme, une certaine gêne de la parole, qui était traînante et embarrassée ; une dizaine de jours plus tard, l'aphasie était absolue. Les cas de Ball et d'Owen sont aussi caractéristiques.

On peut observer aussi l'agraphie, la cécité verbale et la surdité verbale, mais ces troubles sont très rares. Il en est de même des contractures, limitées ou généralisées. Quant aux anesthésies, elles sont également peu fréquentes et n'intéressent habituellement qu'un seul côté du corps.

Troubles intellectuels. — Les troubles que l'on observe du côté de l'intelligence sont presque constants, et consistent ordinairement en un coma plus ou moins prononcé.

La perte de connaissance se produit dès le début, aussitôt après le traumatisme, ou ne survient que secondairement, après un intervalle de lucidité et dès l'apparition des symptômes de compression cérébrale. Elle peut être incomplète, et alors le malade garde une vague conscience de ce qui se passe autour de lui, et peut encore, lorsqu'il est vivement sollicité, exécuter certains mouvements ou proférer certaines paroles qui témoignent d'un reste d'intelligence et de volonté, mais le plus souvent le coma est absolu, et les excitations les plus vives sont incapables de tirer le blessé de sa torpeur.

A l'exemple d'un certain nombre d'autres troubles, la perte de connaissance se produit parfois d'une façon lente et graduelle. Au début, le malade, quoique dans un état de stupeur assez prononcé, conserve toute sa connaissance, puis, peu à peu, ses idées s'obscurcissent, ses sensations s'émoussent, et il ne reste qu'à demi conscient; finalement, il tombe dans un coma profond. C'est ainsi que dans un cas de Porter, pour ne citer que celui-là, on put observer successivement la stupeur, la demi-conscience et le coma.

Le délire se rencontre quelquefois ; c'est presque toujours un délire tranquille, qui ne se traduit que par l'incohérence des idées.

Troubles respiratoires. — La respiration peut rester normale, mais elle présente le plus souvent des modifications dans son intensité, dans sa fréquence ou dans son rythme.

Il n'est pas rare de la voir devenir stertoreuse, c'est-à-dire bruyante et ronflante, par suite de la paralysie des muscles du voile du palais. Le stertor est un excellent signe ; il indique une compression cérébrale considérable, et s'explique par les troubles circulatoires qui se produisent du côté du bulbe rachidien.

D'autres fois, la respiration est lente et profonde, ou présente le rythme de Cheyne-Stokes. Dans ce dernier cas, on voit le malade rester quelques secondes sans respirer ; puis les mouvements respiratoires réapparaissent, faibles et superficiels tout d'abord, et augmentent graduellement de fréquence et d'intensité, si bien qu'ils finissent par devenir plus nombreux et plus profonds qu'à l'état normal; ils subissent ensuite une modification inverse, et décroissent progressivement pour s'arrêter de nouveau complètement.

Troubles de la circulation et de la calorification. — D'ordinaire, le pouls est d'une lenteur extrême, et il peut tomber à 30 ou 40 pulsations par minutes; il s'accélère et est en même temps dur et plein. Exceptionnellement, il devient incomptable.

La température est le plus souvent inférieure à la normale; elle baisse d'une façon régulière, depuis le début des accidents jusqu'au moment de l'issue fatale. Le fait n'est cependant pas constant, et dans quelques cas nous avons trouvé signalée une élévation de la température, en l'absence de toute complication septique.

Progression des symptômes. — A notre connaissance, la progression des symptômes n'a jamais été décrite isolément, bien qu'elle constitue, selon nous, un des signes caractéristiques des épanchements sanguins intracraniens d'origine traumatique.

Nous l'avons souvent observée, et avec quelle netteté! C'est une hémiplégie partielle, qui devient complète au bout d'un certain temps, ou une parésie qui se transforme plus tard en paralysie. Ce sont des convulsions, qui, d'abord monoplégiques, deviennent ensuite hémiplégiques, ou qui se généralisent après être restées primitivement localisées à une moitié du corps. C'est un simple embarras de la parole, qui s'accuse de plus en plus pour aboutir à une aphasie motrice absolue. C'est un coma profond, qui succède à la stupeur et à la demi-conscience. Ce sont enfin des troubles respiratoires et circulatoires, qui augmentent d'une façon lente et continue.

Cette marche progressive des symptômes est en rapport avec l'accroissement de plus en plus grand de l'hémorragie, dont elle traduit les phases successives. Au fur et à mesure que l'épanchement augmente de volume, le sang envahit de nouveaux territoires et de nouveaux symptômes apparaissent. En même temps, la compression s'accentue au niveau des parties sur lesquelles elle portait tout d'abord, et les troubles du début subissent une aggravation qui, d'heure en heure et de jour en jour, s'accuse davantage. Ce n'est que lorsque l'épanchement est définitivement constitué, que cette aggravation s'arrête.

La progression des symptômes a la valeur de l'intervalle libre et s'observe de préférence lorsque l'hémorragie est peu abondante et met longtemps à s'effectuer. C'est pourquoi elle se rencontre rarement dans les cas d'épanchements ayant pour origine les sinus de la dure-mère, et atteint son maximum de netteté lorsque l'extravasation sanguine provient des vaisseaux de la pie-mère. On ne la trouvera pas mentionnée dans toutes nos observations, les malades n'ayant pas toujours été suivis d'assez près, mais nous sommes persuadé qu'elle existe dans la plupart des cas, et qu'un examen approfondi et fréquemment répété permettra le plus souvent de la mettre en évidence.

Marche. Durée. Terminaisons. — Lorsque l'épanchement est peu volumineux et siège sous la dure-mère, il peut se résorber, mais, dans tous les autres cas, la régression n'est pas possible et, si l'on n'intervient pas, le malade est condamné à une mort certaine. Elle peut se produire très rapidement, mais d'ordinaire elle ne survient qu'au bout de six à dix jours.

Lorsqu'il existe une fracture ouverte, on peut voir se développer une méningo-encéphalite, mais cette complication n'apparaît que plusieurs jours après le traumatisme ; elle est annoncée par l'existence de la fièvre.

ÉPANCHEMENTS INTRA-CÉRÉBRAUX

Il est impossible de différencier, au point de vue symptomatique, les épanchements intra cérébraux des épanchements qui siègent en dehors du cerveau, et que nous venons d'étudier. On s'en rendra compte en parcourant les trois cas d'Heusner, de Borsuck et Wizel et de Mac-Ewen.

Dans le cas d'Heusner, il s'agit d'une jeune fille de quinze ans, qui fit une chute du haut d'un escalier. Elle eut un court évanouissement, dont elle se remit complètement, et il ne lui resta de son accident qu'une violente céphalalgie, généralisée à toute la tête. Elle fut cependant conduite à l'hôpital, où l'on découvrit une zone douloureuse à la pression, au niveau de la région pariétale droite, et une parésie du bras gauche et de la moitié correspondante de la face. Il y avait, en outre, une diminution de la sensibilité du bras gauche. Avec le temps, il se produisit une légère aggravation des symptômes, et le Dr Heusner se décida à pratiquer la trépanation, dans l'espoir de tomber sur une fracture esquilleuse de la table interne.

Celle-ci n'était pas lésée, et on ne trouva qu'un petit caillot intracérébral, dont on fit l'ablation.

Le cas de Borsuck et Wizell concerne un jeune homme qui reçut un coup sur la tête et présenta dès le début de l'aphasie et des symptômes de parésie du facial et de l'hypoglosse droits. Il avait, en outre, une fracture avec enfoncement, qui intéressait la partie antérieure du pariétal gauche et la partie supérieure du temporal. On enleva les esquilles osseuses, mais les symptômes que l'on avait constatés tout d'abord persistèrent, et même se compliquèrent, les jours suivants, d'une parésie du membre inférieur droit et d'accès d'épilepsie jacksonnienne. On procéda alors à une nouvelle intervention, et, après incision de la dure-mère et du cerveau, on découvrit un épanchement sanguin profond, au niveau du centre du facial.

Enfin, dans le cas de Mac-Ewen, il n'existait qu'une simple monoplégie brachiale.

Comme on le voit par ces trois observations, les épanchement intracérébraux produisent des troubles du même genre que les épanchements extra- et intra-duremériens, mais le tableau clinique auquel ils donnent lieu est beaucoup moins complet. Il peut encore y avoir un intervalle de lucidité, des symptômes cérébraux localisés, des troubles intellectuels, une progression des symptômes, mais on n'observe plus le stertor, la dilatation pupillaire, la stase papillaire, l'anesthésie de la cornée, la généralisation des troubles moteurs et sensitifs, etc. C'est que les épanchements qui se produisent à l'intérieur du cerveau sont toujours peu volumineux et n'augmentent pas d'une façon sensible la pression intra-cranienne. Ils agissent localement et ne manifestent leur existence que lorsqu'ils siègent au niveau des zones fonctionnelles du cerveau; dans les autres cas, ils restent silencieux et passent inaperçus. En agissant sur les centres moteurs, ils produisent des paralysies ou des convulsions, qui sont toujours peu étendues, et restent limitées à la face et au membre supérieur, ou à une seule de ces régions.

ÉPANCHEMENTS INTRA-VENTRICULAIRES

Les épanchements intra ventriculaires coexistent toujours avec des lésions graves du cerveau; les troubles qu'ils déterminent sont réunis à ceux de la commotion et de la contusion cérébrale et n'ont rien de caractéristique. D'après Follin et Duplay, ces hématomes produiraient assez souvent une paralysie générale et complète; ils peuvent aussi provoquer des convulsions généralisées, comme nous l'avons constaté dans un cas rapporté par Poirier.

CHAPITRE III

DIAGNOSTIC CLINIQUE

Nous avons montré, dans le chapitre précédent, que les épanchements sanguins intra craniens d'origine traumatique possédaient une symptomatologie propre, et qu'il était généralement facile de les distinguer des autres affections qui pouvaient présenter avec eux quelque ressemblance. Nous repoussons donc entièrement l'opinion de Desault, de Malgaigne et de Gosselin, qui considèrent ces épanchements comme impossibles à différencier de la commotion et de la contusion cérébrale, qui viendraient les compliquer toujours. La plus grande partie des hémorragies intra craniennes peuvent être reconnues sur le vivant en raison de l'évolution si caractéristique qu'elles présentent dans la majorité des cas. Leur diagnostic repose surtout sur la notion du traumatisme, sur l'intervalle de lucidité, et sur la progression des symptômes ; il comporte deux problèmes : *reconnaître l'existence de l'hémorragie ; déterminer son siège.*

Lorsque l'on se propose de reconnaitre l'existence d'un épanchement sanguin intra cranien, trois cas peuvent se présenter :

1° On possède la notion du traumatisme, et l'on sait qu'il a existé un intervalle de lucidité ;

2° L'accident est connu, mais l'intervalle de lucidité a fait défaut ;

3° On ne possède aucun renseignement sur le malade, et celui-ci est dans le coma.

Lorsque l'histoire du blessé est connue, et lorsque l'on sait qu'un intervalle de conscience a précédé l'apparition des troubles fonctionnels que l'on observe du côté des différents organes, le doute n'est pas possible et l'idée d'un épanchement sanguin intra-cranien se présente d'elle-même à l'esprit du chirurgien.

Malheureusement, cet intervalle n'existe pas toujours ; il manque à peu près dans le tiers des cas, et l'on est alors exposé à rapporter à la commotion et à la contusion cérébrale seules, les accidents qui sont sous la dépendance de l'épanchement. On évitera le plus souvent cette confusion, si l'on se souvient que, dans les cas d'hémorragies intra-craniennes, les troubles progressent d'une façon continue, jusqu'au moment où ils sont à leur summum, tandis que, dans la commotion et la contusion, ils présentent d'emblée les caractères qu'ils doivent avoir et ont plutôt tendance à s'atténuer qu'à s'accroître. On nous objectera peut-être que lorsqu'il existe des lésions matérielles du cerveau, on peut observer une aggravation de plus en plus considérable des symptômes, par suite du développement d'une méningo-encéphalite; mais il nous sera facile de répondre que cette complication ne survient que cinq ou six jours après le traumatisme, et qu'elle se reconnaît aisément à l'existence de la fièvre. D'autres signes permettent d'assurer le diagnostic. Dans les cas d'épanchements sanguins, les paralysies affectent souvent la forme hémiplégique, et sont alors moins prononcées au niveau du membre inférieur qu'au niveau des autres parties ; les convulsions intéressent habituellement toute une moitié du corps ; assez souvent, il existe une dilatation pupillaire unilatérale ; enfin, le pouls est lent, dur et plein, la respiration modifiée dans ses caractères. — Dans la commotion, les symptômes moteurs font défaut, la résolution musculaire est complète, et si l'on soulève les quatre membres au-dessus du plan du lit, on les voit retomber moins lourdement que s'ils étaient paralysés, car la tonicité musculaire persiste ; les membres restent légèrement fléchis et opposent une certaine résistance à l'extension ; les traits du visage et les commissures labiales ne sont pas déviés ; de plus, le pouls est lent, mais mou et dépressible, la respiration faible et régulière. — Dans la contusion, les paralysies sont plutôt partielles, quelquefois fugaces ; quand elles intéressent toute une moitié du corps, elles sont aussi accusées au niveau du membre inférieur qu'au niveau du membre supérieur ; les convulsions et les contractures, fréquemment observées, sont habituellement limitées à un membre ou à un segment de membre ; les pupilles, tout au moins l'une d'entre elles, sont presque toujours contractées ; le stertor est exceptionnel ; enfin, le pouls est le même que dans la commotion.

Ces données permettront le plus souvent de reconnaître l'existence d'un épanchement sanguin, lorsque les troubles déterminés par lui seront masqués par ceux de la commotion et de la contusion cérébrale. Nous ne saurions dissimuler, toutefois, que c'est là une des tâches les plus ardues de la pathologie, et qu'il sera parfois très difficile de la mener à bonne fin.

Lorsque l'on ne possède pas la notion du traumatisme, et que le malade est apporté à l'hôpital sans connaissance, il faut différencier l'hémorragie intra cranienne de toutes les affections qui s'accompagnent de coma et de troubles cérébraux, c'est-à-dire de l'attaque d'apoplexie, des hémorragies méningées spontanées, des tumeurs et des abcès du cerveau, du coma urémique, du coma diabétique, du coma alcoolique et de l'épilepsie essentielle.

L'attaque d'apoplexie ne survient d'ordinaire que chez des sujets âgés et présentant des traces manifestes d'artério-sclérose. Le plus souvent, elle se produit brusquement, et débute par une période comateuse, qui se dissipe en quelques heures ou se prolonge pendant plusieurs jours. Lorsque le malade a repris connaissance, on s'aperçoit qu'il est atteint d'hémiplégie; cette hémiplégie est presque toujours complète, et affecte de la même façon le membre inférieur et le membre supérieur. Si donc on observe une héméplégie partielle, il y aura de grandes chances pour qu'il ne s'agisse pas de l'apoplexie. Mais c'est surtout sur les caractères de la température et du pouls que l'on doit se fonder pour établir le diagnostic. Pendant la première période de l'état apoplectique, période que l'on a appelée syncopale et qui dure habituellement de deux à six ou dix heures, la température s'abaisse de 1 ou 2 degrés au-dessous de la normale, et le pouls devient lent, faible et irrégulier; pendant les périodes suivantes, la température redevient physiologique ou s'élève à 38 ou 39 degrés; en même temps, le pouls prend les caractères du pouls cérébral. Les épanchements sanguins intracraniens ne s'accompagnent jamais de changements semblables dans les caractères de la température et du pouls. Dès le début des accidents, la température s'abaisse, le pouls devient lent, dur et plein, et les choses restent en cet état jusqu'à la mort du sujet ; si quelquefois la fièvre apparaît, ce n'est qu'à l'approche de l'issue fatale, c'est-à-dire quatre, huit ou dix jours après le traumatisme.

Les hémorragies méningées spontanées sont très difficiles à différencier des hémorragies intra craniennes d'origine traumatique, mais nous ne croyons pas qu'il y ait grand danger à les confondre avec ces dernières, car elles ont pu être traitées avec succès par la trépanation.

Nous en dirons autant des tumeurs et des abcès du cerveau qui ne s'accompagnent pas d'élévation de température.

L'urémie peut produire le coma, des paralysies ou des convulsions, du ralentissement du pouls, un abaissement de la température, mais il est ordinairement facile de la reconnaître à l'odeur dégagée par l'haleine du malade, à l'existence des troubles cardiaques et respiratoires, et à l'examen des urines.

Pour faire le diagnostic différentiel avec le coma diabétique, on se basera sur l'odeur aigrelette de l'haleine, odeur qui rappelle celle du chloroforme et qui se retrouve dans les urines, ainsi que sur la faiblesse et l'accélération du pouls.

Le coma alcoolique profond, avec respiration stortoreuse, se reconnaîtra à l'odeur d'aldéhyde caractéristique dégagée par l'haleine du sujet, et par l'examen du liquide stomacal, qui est toujours alcoolique.

L'épilepsie essentielle ne saurait être longtemps confondue avec un épanchement sanguin intracranien, les attaques n'étant habituellement pas de longue durée et se dissipant rapidement.

Lorsqu'on a reconnu l'existence d'un épanchement sanguin intracranien, il reste une question des plus importantes, celle du siège de cet épanchement. C'est là une tâche délicate, et l'on s'illusionnerait considérablement si l'on espérait toujours en venir à bout. Dans un assez grand nombre de cas, en effet, le tableau symptomatique est fort incomplet ; les symptômes de foyer peuvent faire défaut, les signes locaux ne pas exister ; parfois même on n'observe que des troubles généraux et diffus, et il devient difficile, dans ces conditions, de déterminer avec précision la situation occupée par la collection sanguine.

Lorsqu'il existe des symptômes de foyer, le diagnostic se trouve singulièrement facilité, grâce aux données que nous possédons sur les localisations cérébrales. Toutes les fois que la tumeur sanguine donne lieu à une hémiplégie ou à des convulsions limitées à une moitié du corps, on est en droit d'en conclure qu'elle comprime les circonvolutions motrices, du côté opposé à celui où les phénomènes nerveux se sont manifestés. Quand il existe des troubles du langage, c'est généralement au niveau de l'hémisphère gauche que se fait sentir l'augmentation de pression ; l'aphasie motrice est en rapport avec une lésion de la partie postérieure de la circonvolution de Broca ; l'agraphie avec une lésion du pied de la deuxième circonvolution frontale ; la cécité verbale indique une compression de la partie moyenne et de la partie postérieure de la première temporale ; la surdité verbale une compression du tiers antérieur de la deuxième pariétale.

Ces données constituent des indications précieuses, dont il faudra toujours tenir le plus grand compte. Elles ne fournissent cependant que des renseignements incomplets sur l'étendue de l'épanchement sanguin, et ne permettent pas d'en préciser les limites avec toute l'exactitude désirable. Les zones fonctionnelles du cerveau sont en effet réparties sur une surface relativement restreinte, et à côté d'elles il existe des zones latentes, dont la lésion est cliniquement inappréciable. L'épanchement ne reste jamais cantonné au niveau des premières ; il comprime toujours les secondes sur une étendue plus ou moins grande, et, malgré l'existence de troubles moteurs, il est impossible de déterminer en quel point s'arrête la compression. Les symptômes de localisation ne peuvent donc, à eux seuls, servir à différencier l'une de l'autre les diverses variétés d'épanchements sanguins et, à plus forte raison, à en reconnaître la source. Ce sont d'excellents points de repère, mais ce sont des points de repère insuffisants.

Il ne faudrait pas conclure de là, toutefois, qu'il est impossible d'arriver à un diagnostic précis du siège de la lésion.

Lorsque le coma est très profond, lorsque la respiration est stertoreuse, lorsqu'il existe une dilatation pupillaire bilatérale, une anesthésie de la cornée ou un œdème de la papille, la compression est évidemment très considérable ; et il faut songer à un épanchement diffus, occupant toute la zone décollable de la dure-mère, ou étalé en nappe à la surface du cerveau.

Lorsqu'il est limité, les signes locaux fournissent au chirurgien les indications les plus utiles sur l'origine et

sur le siège de la collection sanguine, et viennent complé-
ter les renseignements qui lui avaient été donnés par les
symptômes de localisation. On peut, en effet, ériger en
principe que, dans la presque totalité des cas, la rupture
vasculaire correspond au point d'application du traumatisme et à la lésion locale qui succède à ce dernier. Si
donc on observe une lésion des parties molles ou des os
du crâne nettement localisée, on pourra en conclure que
c'est à son niveau que s'est effectuée la rupture artérielle
ou veineuse, et de là déduire approximativement la situation occupée par l'épanchement. Ce ne sont pas là des
vues théoriques, puisque dans près de la moitié de nos
observations un signe local correspondait exactement à
la collection sanguine.

Dans ces conditions, on peut admettre qu'il existe, pour
chaque variété d'hémorragie intracranienne, des signes
locaux qui lui sont propres ; nous allons les étudier et
dire en même temps quelques mots des symptômes qui
leur sont habituellement associés.

Lorsque l'hémorragie a pour point de départ la branche antérieure de l'artère méningée moyenne ou les vaisseaux de la pie-mère, le sang extravasé se collecte le plus
souvent au niveau de la région temporo-pariétale, et c'est
en cette région que siègent ordinairement les lésions locales ;
elles consistent, suivant les cas, en fractures linéaires ou
avec enfoncement, en plaies contuses, en ecchymoses ou
en œdèmes diffus, en points douloureux localisés. Dans la
plupart des cas, ces signes s'observent d'une façon très
nette, à l'exception des fractures, qui sont parfois peu accusées ou se trouvent masquées par le gonflement des parties molles.

Ils coexistent habituellement avec un certain nombre de troubles fonctionnels importants, parmi lesquels nous citerons les hémiplégies, complètes ou partielles, les convulsions hémiplégiques ou monoplégiques, l'aphasie motrice, la dilatation pupillaire unilatérale.

Quand la lésion vasculaire intéresse le sinus longitudinal supérieur, les signes locaux se rencontrent au niveau de la ligne médiane, ou tout au moins sont très rapprochés de cette ligne, et consistent généralement en fractures avec enfoncement.

Dans les cas où l'épanchement sanguin siège au niveau de la région occipito-pariétale et prend sa source dans la branche postérieure de l'artère méningée moyenne, dans le sinus latéral ou dans le pressoir d'Hérophile, les désordres locaux occupent la région occipitale ou la partie postérieure de la région pariétale. Lorsqu'ils sont en rapport avec une lésion du sinus latéral, ils sont fréquemment situés en arrière du pavillon de l'oreille, au niveau de la région mastoïdienne. C'est ainsi que, dans un cas de Petit, le malade présentait, derrière l'oreille, une bosse sanguine du volume d'un œuf, et que, dans un cas de Larrey, il existait, au niveau de la base de l'apophyse mastoïde une plaie produite par un coup de feu. Les épanchements occipito-pariétaux s'accompagnent habituellement des mêmes troubles fonctionnels que les autres épanchements sanguins ; ils produisent cependant plus rarement l'aphasie et la dilatation pupillaire unilatérale. Dans certains cas, ils peuvent donner naissance à des symptômes qui leur sont propres, nous voulons parler des vomissements incoercibles et de la démarche cérébelleuse, qui apparaissent toutes les fois que la collection sanguine est assez volumineuse pour provoquer une compression du cervelet. On pourra constater d'une façon très nette les troubles de la démarche dans un cas de Godlée, où il est dit que le malade se plaignait de douleurs à l'occiput et titubait comme un homme en état d'ivresse.

Les épanchements sous-duremériens consécutifs à une pachyméningite hémorragique peuvent être eux-mêmes reconnus, lorsque l'on sait qu'il a existé un intervalle de lucidité ayant dépassé huit ou dix jours ; mais leur diagnostic n'offre pas grand intérêt pratique.

Tels sont les éléments dont dispose le chirurgien pour déterminer le siège et l'origine des épanchements sanguins intracraniens qui s'accompagnent de signes locaux et de symptômes de localisation.

Lorsque les troubles nerveux font défaut ou sont généralisés, le diagnostic est nécessairement plus incertain. Tant que les lésions locales restent limitées, il est encore possible, en tenant compte de leur emplacement, de reconnaitre avec une exactitude suffisante la situation occupée par la collection sanguine. Mais parfois ces lésions sont très étendues et empiètent sur plusieurs régions du crâne, et si, dans ces conditions, on peut encore affirmer que l'épanchement se trouve du côté traumatisé, du côté aussi où il existe une dilatation pupillaire unilatérale, il devient impossible de déterminer son siège. Il faut alors songer aux variétés les plus fréquentes d'hématomes intracraniens, c'est-à-dire aux hématomes temporo-pariétaux et aux hématomes sous-duremériens.

Lorsque les signes locaux font défaut ou se rencontrent des deux côtés du crâne, il n'y a plus qu'un signe qui puisse, en l'absence des symptômes de foyer, permettre

do diagnostiquer le côté où siège la tumeur sanguine. C'est la dilatation pupillaire unilatérale, qui
indique une compression du nerf moteur oculaire
commun.

Nous en avons fini avec ces considérations sur le diagnostic des épanchements sanguins intracraniens d'origine traumatique. Nous allons aborder maintenant la
question du traitement.

CHAPITRE IV

TRAITEMENT

« Diagnostiquer un hématome de la dure-mère, dit Kroenlein, alors que la peau est intacte et la boîte cranienne fermée, et, fort de ce diagnostic, ouvrir le crâne à l'endroit voulu, et soustraire à temps, par ce moyen, le cerveau à une paralysie mortelle imminente, c'est là, sinon un des triomphes les plus éclatants de la chirurgie opératoire, du moins l'une des opérations qui donneront le plus de satisfaction à l'auteur, car plus que jamais le chirurgien est en droit de se dire que c'est son intervention qui a sauvé le blessé. »

La mort est, en effet, la terminaison habituelle des épanchements sanguins intracraniens quand on n'intervient pas, et si, en présence de cette complication des traumatismes de l'encéphale, on se contentait de saigner ou de refroidir à la glace le crâne du blessé, on s'apercevait bien vite de l'insuffisance et même de l'inutilité d'une telle thérapeutique. Les faits sont à cet égard des plus concluants.

Sur les 54 cas d'hémorragies intracraniennes réunis par Gérard-Marchand, et traités par l'expectation, on ne relève que 3 cas de guérison spontanée; encore, dans ces 3 cas, y avait-il plaie et fracture avec écartement des fragments, permettant au sang de s'écouler aux dehors. D'autre part, Wiessmann, qui a recueilli 147 cas d'épanchements sanguins non traités chirurgicalement, nous apprend que 131 des blessés succombèrent. Enfin, sur les 35 cas du même genre rapportés par Vogt, 2 seulement furent suivis de guérison.

Tout autres sont les résultats obtenus par la trépanation. Dans la thèse de Duchaine, nous trouvons relatées 20 guérisons complètes et rapides, et 1 amélioration, sur 28 interventions chirurgicales. Bergmann, qui a souvent pratiqué l'opération, a obtenu des succès plus remarquables encore, puisqu'il déclarait, au 14e Congrès des chirurgiens allemands, avoir sauvé par la trépanation 20 blessés sur 22. Nous-mêmes avons réuni 75 cas d'épanchements sanguins intracraniens traités par l'intervention, et nous pouvons enregistrer 61 guérisons et 14 morts seulement.

La trépanation, jadis si redoutée, est donc une opération relativement bénigne. Elle est le seul traitement qui convienne aux hémorragies intracraniennes d'origine traumatique, car seule elle permet de soustraire le blessé aux effets d'une compression cérébrale rapidement mortelle.

Cette manière de voir n'a pas toujours été acceptée par les chirurgiens, et il n'y a pas longtemps encore, Tillaux, d'accord en cela avec Desault, Gama, Malgaigne, Panas et Gérard-Marchant, était d'avis que la trépanation, dans les cas qui nous occupent, était « une opération dont l'utilité était loin d'être démontrée ». Les objections de Tillaux et des chirurgiens précédents, à l'époque où elles étaient formulées, étaient nombreuses et paraissaient fondées. Bien qu'elles aient perdu aujourd'hui la plus grande partie de leur valeur en présence des résultats opératoires obtenus, nous croyons intéressant de les reproduire et de les réfuter.

L'épanchement, disaient les abstentionnistes, est toujours très étendu, et il est nécessaire d'enlever une bonne partie de la boîte cranienne pour pouvoir en faire une ablation complète (Tillaux). De plus, il adhère toujours intimement à la dure-mère, et, pour l'en détacher, il faut avoir recours à des manœuvres toujours longues de dilacération et de traction, qui font craindre d'une façon toute particulière les complications septicémiques et l'irritation méningo-encéphalique (Panas). Enfin, le caillot est lui-même le meilleur hémostatique, et son extraction devient l'occasion d'une nouvelle hémorragie, dont il est difficile de se rendre maître, en présence de l'impossibilité dans laquelle se trouve le chirurgien d'exercer une compression efficace, ou de pratiquer la ligature et la torsion du vaisseau divisé. Souvent aussi le cerveau se trouve lésé par contre-coup, et il y a coïncidence de contusion cérébrale au troisième degré, dans un point diamétralement opposé à l'application du traumatisme ; de ce fait, l'opération est rendue absolument vaine.

Toutes ces objections sont plus apparentes que réelles, et aucune d'elles ne contre-indique sérieusement l'intervention. Sans doute, l'épanchement est parfois volumineux, mais souvent aussi il est circonscrit, et l'on verra, en parcourant nos observations que, dans un grand nombre de cas, il a pu être enlevé complètement à l'aide d'une seule couronne de trépan. D'ailleurs « on peut aisément, dit M. le professeur agrégé Rochet, agrandir le trépan praliqué, si celui-ci est insuffisant à donner issue à la majorité des caillots. Nous disons à dessein « majorité des caillots », car il n'est pas nécessaire de tous les enlever d'emblée. Si la brèche osseuse est assez large, le cerveau est suffisamment décomprimé, quand l'excès des caillots est sorti, et ultérieurement le résidu de l'épanchement s'élimine de lui-même, à mesure que l'encéphale reprend son volume ; l'expansion progressive du cerveau chasse spontanément le sang qui reste à sa surface. »

Quant à l'adhérence du caillot, elle n'est jamais bien prononcée, et il est toujours facile d'en venir à bout, surtout si l'on intervient peu de temps après l'accident, alors que l'épanchement est peu ancien, et que la fibrine ne s'est pas encore organisée. L'opération peut donc être faite avec rapidité, et, bien qu'il ne soit pas possible de répondre d'une façon absolue des complications septiques, on aura du moins les plus grandes chances d'en prévenir l'apparition, si l'on observe une antisepsie rigoureuse, et si l'on ne s'acharne pas à vouloir évacuer d'emblée toute la masse sanguine.

L'objection tirée de la reproduction de l'hémorragie, après l'enlèvement du caillot, n'est guère plus sérieuse que les précédentes. Si l'hémorragie peut effectivement réapparaître, le chirurgien dispose de nombreux moyens pour en tarir la source. Sans parler de la compression de la carotide primitive, qui a été employée quelquefois, on peut avoir recours à la ligature ou à la torsion du vaisseau sectionné, et surtout au tamponnement. Nous conseillons tout spécialement ce dernier procédé, que M. le professeur Rochet a un des premiers mis en honneur, et qui est actuellement adopté par presque tous les chirurgiens, en raison des succès qu'on lui doit et des difficultés qu'on éprouve à tordre ou à lier l'artère ou la veine intéressée, dont les bouts sont rarement accessibles.

Restent les lésions de contusion cérébrale par contrecoup, qui peuvent se produire au point diamétralement opposé à l'application de la cause fracturante. Mais ces lésions doivent être bien rares dans les cas d'épanchements extraduremériens, car ce n'est qu'exceptionnellement que nous avons pu en reconnaître l'existence. Elles peuvent, à la vérité, se rencontrer lorsque l'épanchement siège sous la dure-mère ou à l'intérieur du cerveau, mais elles ne contre-indiquent en rien l'opération, car « c'est l'hémorragie qui menace la vie du blessé, bien plus que la lésion cérébrale, dont il peut guérir ».

Voilà donc réfutées les objections adressées par les abstentionnistes au traitement opératoire des épanchements sanguins intracraniens traumatiques, et particulièrement au traitement des épanchements extra-duremériens. D'autres ont été formulées contre la trépanation appliquée aux épanchements sous-duremériens, et actuellement encore, elles paraissent suffisantes à bon nombre de chirurgiens pour contre-indiquer l'opération.

De l'avis presque unanime, les épanchements sous-duremériens n'auraient aucune symptomatologie propre, et il serait impossible de les différencier de la commotion et de la contusion cérébrale, qui les accompagneraient toujours. D'ailleurs, fait remarquer Krönlein, on ne saurait espérer les évacuer entièrement, même en trépanant en plusieurs endroits, car ils sont toujours très étendus en surface, étalés en nappe en dehors du cerveau. Cet argument n'est pas récent; il avait déjà été invoqué par Desault, qui considérait les hématomes dont nous parlons, comme disséminés à la surface des méninges et dans leurintervalle, et refusait l'opération sous prétexte que le crâne devrait être percé d'ouvertures en divers points pour que partout elles correspondissent à l'épanchement.

Le lecteur a déjà répondu pour nous à ces nouveaux griefs des adversaires de la trépanation. Pour écarter le premier, il lui a suffi de se reporter à ce que nous avons dit au chapitre des symptômes. Non seulement les épanchements sous-duremériens peuvent être reconnus, mais ils peuvent être exactement localisés, au même titre que les épanchements extra-duremériens, avec lesquels ils offrent une telle ressemblance, au point de vue symptomatique, qu'il est le plus souvent impossible de différencier l'une de l'autre ces deux variétés. Est-il possible d'en faire une ablation complète? Nous n'hésitons pas à répondre oui, car dans la plupart des cas que nous rapportons, le sang extravasé a pu être évacué en totalité. On comprend, d'ailleurs, qu'il en soit ainsi, puisque les hématomes qui siégent sous la dure-mère sont toujours moins volumineux et moins adhérents que ceux qui sont situés en dehors de cette membrane fibreuse. Lorsque la collection est à l'état liquide, elle est chassée spontanément par le cerveau, qui supporte difficilement l'augmentation de pression intracranienne et tend continuellement à revenir sur lui-même.

Ainsi, plus nous avançons dans cette étude, plus la trépanation se trouve justifiée. Elle l'est encore, à notre avis, dans les cas d'épanchements intracérébraux, qui siégent au niveau des zones fonctionnelles du cerveau, et qui se traduisent par des symptômes de foyer, permettant de déterminer avec précision le siège de la lésion. Le cerveau, en effet, n'est pas un *noli me tangere* et, comme les autres viscères, il se prête aux tentatives les plus audá-cieuses. Nous considérons donc comme rationnelle la conduite des chirurgiens qui, à l'exemple d'Heusner et de Mac-Ewen, n'hésitent pas à inciser la substance cérébrale lorsqu'ils ne trouvent rien sous la dure-mère, et lorsqu'il existe des troubles cérébraux localisés.

Nous nous montrerons beaucoup plus réservé en ce qui concerne les épanchements intraventriculaires. Ces épanchements occupent une situation profonde, et sont, par suite, difficilement accessibles. Leur diagnostic peut à peine être posé, et ils s'accompagnent presque toujours de délabrements considérables de la substance nerveuse, entraînant à leur suite une mort rapide. Pour toutes ces raisons, et malgré un succès remporté par Poirier, nous ne croyons pas que l'on soit autorisé à intervenir dans les cas d'épanchements intraventriculaires.

En résumé, la trépanation est formellement indiquée dans tous les cas d'hématomes extra-durémériens, intra-durémériens et intra-cérébraux d'origine traumatique, qu'ils s'accompagnent ou non de troubles généraux diffus et de lésions de contusion cérébrale. Elle doit être pratiquée le plus rapidement possible, dès que le diagnostic est établi ; mais il n'est jamais trop tard pour intervenir, et, dans les cas tardifs, l'ouverture de la boîte crânienne ne saurait être mieux comparée qu'à la trachéotomie dans les laryngosténoses menaçantes, à la herniotomie dans les hernies étranglées, au cathétérisme ou à la ponction de la vessie dans les rétentions d'urine compromettant la vie.

Nous n'avons pas l'intention de décrire ici le manuel

opératoire de la trépanation, que l'on trouvera longue-
ment exposé dans tous les traités de thérapeutique chirurgicale. Nous nous bornerons à faire quelques remarques
qui nous paraissent dignes d'intérêt.

Sans insister sur la nécessité d'une rigoureuse antisepsie pendant toute la durée de l'intervention, nous croyons
qu'il ne faut pas craindre de faire de larges ouvertures à
travers la boîte cranienne, l'extraction des caillots s'en
trouvant facilitée. Les pertes de substance ainsi créées se
réparent d'elles-mêmes, et souvent beaucoup mieux qu'on
n'oserait l'espérer, surtout si l'on a eu soin de conserver
le périoste à la face profonde des lambeaux charnus. Il ne
faut pas non plus se hâter de fermer la plaie cutanée par
une suture, car il peut rester à l'intérieur du crâne des
débris de caillots, qui s'élimineront d'eux-mêmes, si la
solution de continuité est maintenue ouverte.

Où doit-on appliquer le trépan ? — A ce point de vue,
trois cas peuvent se présenter.

1° *Le premier* que nous voulons envisager *est celui où
l'épanchement a pu être exactement localisé*, grâce à
l'existence de symptômes de foyer et de lésions locales
circonscrites, et où l'on a diagnostiqué, soit un hématome
temporo-pariétal ou sous-duremérien, soit un hématome
occipito-pariétal.

*Lorsque les phénomènes observés indiquent que la
collection sanguine siège au niveau de la région temporo-
pariétale* et comprime les circonvolutions rolandiques
(épanchement extra-duremérien médian ou épanchement
sous-duremérien coagulé), il faut trépaner au niveau de
l'extrémité inférieure de la scissure de Rolando. De cette
façon, on tombera directement sur le foyer hématique s'il

est circonscrit, et on pourra encore en faire l'ablation s'il est diffus, puisque le point que nous avons indiqué comme lieu d'application du trépan correspond à peu près au milieu de la zone décollable de la dure-mère. Si l'on avait commis une erreur de diagnostic, et s'il s'agissait d'un hématome occipito-pariétal, on reconnaîtrait aisément celui-ci en introduisant un doigt à travers l'ouverture osseuse, et en décollant au besoin la dure-mère; il suffirait alors, pour l'évacuer, d'appliquer de nouvelles couronnes de trépan en arrière de la première.

Cette pratique nous semble préférable à celle de Krönlein, qui, n'ayant en vue que la rupture de l'artère méningée moyenne et croyant plus facilement assurer l'hémostase, trépane dans tous les cas au lieu d'élection de la branche antérieure de l'artère méningée moyenne, et pratique une nouvelle ouverture au niveau de la branche postérieure si la première n'est pas intéressée. Voici comment procède le célèbre chirurgien. Parallèlement à ce qu'il appelle la ligne horizontale de la tête (qui va du bord inférieur de l'orbite au conduit auditif externe), il mène une ligne fictive, tirée d'avant en arrière, et passant par le bord sus-orbitaire. C'est sur cette ligne que se trouvent les deux points d'application du trépan; le point antérieur est situé à 3 ou 4 centimètres en arrière de l'apophyse orbitaire externe, le point postérieur à l'intersection de la ligne fictive avec la verticale passant immédiatement en arrière de l'apophyse mastoïde.

Les inconvénients du procédé de Krönlein sont multiples. — En trépanant au niveau de la branche antérieure de l'artère méningée moyenne, on peut évidemment extraire la collection sanguine, si elle est circonscrite, mais il devient difficile d'en faire une ablation complète, si elle occupe toute la zone décollable de la dure-mère.

Celle-ci est, en effet, considérable, et mesure environ 13 centimètres de longueur ; elle s'étend, d'avant en arrière, du bord postérieur des petites ailes du sphénoïde à 2 ou 3 centimètres en avant de la protubérance occipitale interne, de haut en bas, de la faux du cerveau à l'horizontale passant au-dessus du bord supérieur du rocher et de la portion horizontale du sinus latéral. Or, le lieu d'élection de la branche antérieure de la méningée, déterminé suivant la méthode de Krönlein, correspond à la partie antérieure et inférieure de cette zone. Si donc l'épanchement extra-durcmérien était diffus, il faudrait, pour l'évacuer, appliquer de nouvelles couronnes en arrière de la première, et perforer, dans le sens antéro-postérieur, tout l'os pariétal et une bonne partie de l'occipital. Bien que nous soyons partisan de larges ouvertures osseuses, il nous semble que ce serait dépasser le but poursuivi et porter une trop grave atteinte à l'intégrité du squelette cranien. — De plus, si l'on ne trouvait pas l'épanchement en dehors de la dure-mère ou au-dessous de cette membrane, il faudrait trépaner au niveau de la branche postérieure de l'artère méningée moyenne, c'est-à-dire recommencer l'opération.

Enfin, si l'épanchement était intracérébral et siégeait au niveau de la zone motrice, on risquerait fort de le laisser passer inaperçu, l'ouverture osseuse ayant été pratiquée trop en avant et trop en bas.

Lorsque l'on a reconnu un hématome occipito-pariétal (signes locaux, vomissements incoercibles, démarche cérébelleuse), il nous paraît indiqué d'appliquer le trépan au lieu d'élection de la branche postérieure de l'artère méningée moyenne, que l'on déterminera suivant le procédé de Krönlein; de cette façon, on découvrira toujours l'épanchement, quelle que soit son origine et on pourra facilement l'évacuer.

2° *Il n'est pas toujours possible de déterminer avec précision le siège de la collection sanguine.*

Dans certains cas, les symptômes moteurs et sensitifs font défaut ou sont généralisés, les lésions locales occupent plusieurs régions du crâne; parfois même elles n'existent pas, et l'on n'observe qu'une dilatation pupillaire unilatérale, un œdème de la papille ou une anesthésie de la cornée. Dans ces conditions, on peut encore reconnaître de quel côté s'est effectuée l'hémorragie, mais il n'est plus possible de déterminer la variété à laquelle elle appartient. Il faut alors trépaner à un endroit tel que l'on puisse mettre à découvert toutes les catégories d'épanchements, c'est-à-dire à l'extrémité inférieure de la scissure de Rolando.

3° *Le troisième cas qu'il nous reste à examiner est celui où les troubles moteurs et sensitifs font défaut ou sont généralisés, et où les lésions locales et les troubles oculaires n'existent pas ou s'observent des deux côtés.* C'est là un cas très embarrassant, et le chirurgien hésitera souvent à intervenir, en raison de l'impossibilité dans laquelle il se trouve de déterminer le côté où s'exerce la compression cérébrale. Il faut cependant ouvrir le crâne, car, comme le disait Pott à un autre point de vue: « C'est ici surtout qu'il vaut mieux employer un moyen incertain que de n'en employer aucun. L'opération du trépan ne peut plus rien ajouter à la gravité de la position du malade et elle peut le sauver quand on rencontre juste. »

L'ouverture osseuse sera pratiquée à droite ou à gauche, au niveau du pied du sillon de Rolando, et de préférence du côté où il existe une chute de la paupière supérieure, une ecchymose conjonctivale, etc.

Si l'on ne trouve rien en dehors de la dure-mère, sous cette membrane ou à l'intérieur du cerveau, on trépanera alors du côté opposé, en un point symétrique. Cette conduite a été suivie par M. le professeur agrégé Rochet, et par Mac-Ewen. Le premier de ces chirurgiens, sur un de ses malades, appliqua d'abord le trépan du côté gauche, au niveau de la bosse fronto-pariétale, et ne rencontra pas de sang entre la dure-mère et les os ; comme la dure-mère était normale, il referma la plaie, et trépana du côté opposé ; il tomba sur un volumineux caillot situé sous la dure-mère. Mac-Ewen, dans un cas du même genre, trépana à deux travers de doigt au-dessus de l'oreille droite, et, n'ayant pas trouvé de sang à ce niveau, recommença l'opération du côté opposé ; il évacua une once et demie de sang situé sous la dure-mère.

Avant de terminer cette longue étude, il nous faut encore examiner quelques cas spéciaux, auxquels ne s'appliquent point les considérations qui précèdent. Lorsqu'il existe un enfoncement osseux, avec ou sans plaie des parties molles, il nous paraît indiqué de trépaner à son niveau, afin de relever les fragments déprimés. On trépanera aussi à l'endroit où il existe une perforation de la paroi crânienne, soit par balle, soit par instrument piquant ; de cette façon on tombera nécessairement sur l'épanchement et on pourra désinfecter le cerveau, ainsi que l'ouverture accidentellement créée au niveau des parties molles et des os.

CONCLUSIONS

I. — Les épanchements sanguins intra-craniens d'origine traumatique reconnaissent :

1° Des *sources fréquentes* (vaisseaux méningés moyens
et vaisseaux de la pie-mère).

2° Des *sources rares* (sinus découverts et pachyméningite hémorragique).

3° Des *sources exceptionnelles* (vaisseaux de la pie-
mère intérieure, artère carotide interne et veine jugulaire
interne, veines du diploé).

Ils siègent habituellement en dehors de la dure-mère
ou sous la dure-mère, exceptionnellement dans la substance cérébrale ou dans les ventricules. Les épanchements extra-duremériens peuvent être diffus, temporo-
pariétaux ou occipito-pariétaux.

Les épanchements sous-duremériens, sauf dans les cas
où ils sont liquides et étalés en nappe à la surface du cerveau, correspondent à la région temporo-pariétale et
compriment les circonvolutionsqui avoisinent la scissure
de Rolando ; ils sont ordinairement intra-arachnoïdiens.

II. — Les épanchements sanguins intra-craniens se
traduisent par des troubles decompression cérébrale. L'in-

tervalle de conscience et la progression des symptômes, joints à la notion du traumatisme, sont caractéristiques de ces épanchements. Le stertor et la dilatation pupillaire unilatérale constituent également des signes précieux.

Les hématomes extra-duremériens et les hématomes sous-dureméniens donnent lieu au même tableau clinique; ils ne peuvent donc être différenciés, sauf dans les cas où il a existé un intervalle de lucidité de plus de huit ou dix jours (pachyméningite hémorragique).

Les hématomes intracérébraux, toujours peu volumineux, ne sont appréciables cliniquement que lorsqu'ils siègent au niveau des zones fonctionnelles du cerveau ; ils agissent localement et déterminent des troubles moteurs et sensitifs très limités.

Les hématomes intraventriculaires produisent fréquemment des paralysies ou des contractures des quatre membres ; ils sont toujours accompagnés des troubles généraux et diffus de la commotion et de la contusion cérébrale.

III. — Le diagnostic est généralement facile à établir. Il repose sur l'intervalle de lucidité, la progression des symptômes, l'existence des troubles moteurs, la dilatation pupillaire unilatérale, le stertor, la dureté et le ralentissement du pouls.

C'est sur les symptômes de localisation et sur les signes locaux que l'on doit se baser pour déterminer le siège et l'origine de la collection sanguine. Les premiers indiquent le côté atteint et les circonvolutions motrices comprimées. Les seconds servent à reconnaître le vaisseau lésé et la variété probable d'épanchement ; lorsque les lésions locales sont limitées à la région temporo-pariétale, il faut songer à un épanchement extra-duremérien diffus, et surtout à un épanchement sous-duremérien ou à un épanchement temporo-pariétal, ces deux dernières variétés étant les plus communes (lésion de la branche antérieure de l'artère méningée moyenne, des vaisseaux de la pie-mère, ou du sinus longitudinal supérieur); lorsqu'elles occupent la région occipitale ou la partie postérieure de la région pariétale, on doit penser à un hématome occipito-pariétal, surtout s'il existe en même temps des vomissements incoercibles et des troubles de la démarche (lésion de la branche postérieure de l'artère méningée moyenne, du sinus latéral et du pressoir d'Hérophile).

Enfin, quand les troubles nerveux font défaut ou sont généralisés, et quand les lésions locales sont très étendues, l'idée d'un hématome temporo-pariétal ou d'un hématome sous-duremérien doit se présenter à l'esprit du chirurgien, en raison de la fréquence de ces épanchements.

IV. — La trépanation est le seul traitement capable d'arracher à la mort les malades atteints de compression cérébrale par épanchement sanguin; c'est une opération bénigne, applicable à tous les épanchements, sauf aux épanchements intraventriculaires.

Le siège de la collection sanguine ne pouvant jamais être déterminé avec une certitude absolue, il est indiqué d'ouvrir le crâne à un endroit tel que l'on puisse rencontrer et évacuer toutes les variétés d'hématomes. L'extrémité inférieure de la scissure de Rolando répond à ce desideratum. On trépanera donc à ce niveau dans tous les cas, sauf lorsque les symptômes observés feront nettement reconnaître un hématome occipito-pariétal; l'extraction des caillots sera alors facilitée, si l'on perfore la boîte cranienne au niveau de la branche postérieure de l'artère méningée moyenne (procédé de Krönlein).

Quand les symptômes nerveux, les symptômes oculaires et les signes locaux (absence ou bilatéralité) ne permettent pas de déterminer le côté lésé, il faut appliquer le trépan soit à droite, soit à gauche, et recommencer l'opération du côté opposé, si l'on ne trouve pas de sang en dehors de la dure-mère, sous la dure-mère ou à l'intérieur du cerveau.

OBSERVATIONS[1]

---

1. — Épanchements extra-duremériens (13 cas).

1° LÉSION DES VAISSEAUX MÉNINGÉS MOYENS.

Observation I. — Rochet, *Gazette hebdomadaire de médecine et de chirurgie*, 27 décembre 1800.

Homme de dix-huit ans, ayant fait une chute de tramway. Perte de connaissance immédiate. Ecchymose de la fosse pariétale droite, se prolongeant sur les paupières et sur la peau de l'arcade zygomatique ; douleur à la pression au niveau de la région malade. Deux jours après le traumatisme, paralysie du facial inférieur gauche et du bras gauche, parésie du membre inférieur gauche ; déviation conjuguée de la tête et des yeux à droite; pupille droite fortement dilatée ; cornée droite presque absolument insensible. Le lendemain, l'hémiplégie s'accuse davantage ; la paralysie faciale s'installe complètement. Les jours suivants, constipation opiniâtre, incontinence d'urine, périodes d'apnée.

Trépanation neuf jours après l'accident, sur la partie moyenne de la scissure de Rolando ; fissure de l'os. L'orifice du trépan est agrandi dans le sens antéro-postérieur ; l'ouverture créée mesure 6 à 7 centimètres en longueur et 2 cm. 50 environ en largeur. On enlève la grande majorité des caillots et on se trouve en présence d'une cavité considérable, occupant toute la région temporo-pariéto-occipitale. On tamponne modérément et avec douceur, à l'aide de lambeaux de gaze iodoformée. Pas de suture des téguments.

[1] Toutes sont résumées.

Dès le soir, grande amélioration. Le malade sort complètement guéri au bout de trois semaines environ.

Observation II *(inédite).*

Malade ayant fait une chute dans un escalier. Perte de connaissance immédiate. A l'entrée à l'hôpital, on constata une hémiparésie droite; le blessé était dans le coma, son pouls était ralenti, et il avait des bâillements fréquents.

M. le Dr Rochet pratiqua la trépanation au niveau de la partie inférieure de la scissure de Rolando, à gauche. Ablation d'un volumineux hématome extra-duremérien. On essaya vainement de lier l'artère méningée moyenne qui saignait. Tamponnement à la gaze iodoformée. Pas de suture des téguments.

Le malade quitta l'hôpital quelque temps après l'opération. Tous les troubles avaient disparu, mais la plaie n'était pas encore cicatrisée.

Observation III *(inédite).* — Due à l'obligeance de M. le professeur agrégé Vallas.

Homme de cinquante ans, athéromateux et alcoolique, amené à l'hôpital de la Croix-Rousse (23 octobre 1804), dans un état semicomateux, par des voisins qui l'avaient ramassé dans son escalier. Son histoire est inconnue.

A l'entrée, il présente une paralysie très incomplète à la face, complète au bras droit, et à peine marquée à la jambe, qu'il bouge spontanément ou quand on la pince. Au premier examen, rien n'attire l'attention du côté du crâne, et on conclut à un ramollissement cérébral.

A quelques jours de là, les symptômes se modifient. La paralysie devient complète et flasque ; du côté droit la sensibilité est nulle ; les réflexes sont abolis. Le malade ne prononce que quelques paroles incohérentes. On découvre alors qu'il existe une bosse sanguine au niveau de la région pariétale gauche.

30 octobre. — M. le Dr Vallas fait une incision cruciale qui met à découvert une masse sanguine considérable sous la peau. Le

caillot enlevé, on trouve une fêlure parallèle à l'écaille temporale. Une couronne de trépan est appliquée à ce niveau et met à découvert un caillot contenu entre la dure-mère et le crâne. Il a la couleur et la consistance du raisiné; on en retire environ deux cuillerées à bouche, après avoir agrandi l'orifice osseux avec le davier-gouge.

Lavage à l'eau bouillie ; tamponnement à la gaze iodoformée.

Le soir on ne note pas une modification notable de la paralysie, mais le malade parle mieux et a plus de suite dans les idées.

31 octobre. — L'amélioration de l'intelligence s'accentue. Les mouvements sont revenus, assez étendus, au bras et à la jambe. La paralysie faciale s'accuse encore par un abaissement de la commissure droite, moins marqué qu'hier. La sensibilité est revenue à droite ; le sens musculaire s'accuse par une sensation de pesanteur dans le bras. Les réflexes manquent des deux côtés. Pas de déviation des yeux. Pouls rapide, à 115.

6 novembre. — On refait le pansement. La gaze introduite à la place du caillot est déjà fortement serrée entre la dure-mère et les os, ce qui est dû à la dilatation rapide de l'hémisphère sous l'influence de la décompression.

Amélioration très sensible de l'état du malade. La force est à peu près égale des deux côtés, avec peut-être une très légère diminution du côté droit. Toujours pas de réflexes rotuliens. La parole est très nette. Encore un peu de parésie de la face, du côté droit, où les rides sont moins marquées qu'à gauche. Cependant le malade fait des mouvements de ce côté, il siffle. L'intelligence semble revenue. Cependant, par moments, les réponses sont incohérentes. D'ordinaire il répond bien, et les moments d'incoordination des idées semblent bien plutôt dus à son alcoolisme chronique qu'à son accident cérébral.

17 novembre. — Le malade s'en va ; la plaie va très bien. L'intelligence est complète et il n'y a plus aucun signe de paralysie.

Observation IV. — Dubujadoux, *Bull. et Mém. de la Soc. de chirurgie de Paris*, 1897, T. XXIII, p. 613.

Homme de trente-six ans, assommé sur la route. Coma complet

avec insensibilité absolue. Respiration stertoreuse. Hémiplégie totale à gauche. L'œil droit fait une saillie énorme ; il est fixe, injecté, avec la pupille dilatée au maximum et ne réagissant point à la lumière. Pupille gauche contractée, pas de réflexe cornéen, pouls lent, très dur, peau brûlante. Dépression arrondie, à 3 centimètres en avant et au-dessus du conduit auditif.

D'après les renseignements recueillis, le malade aurait perdu connaissance après le choc, se serait réveillé, et aurait pu gagner une maison voisine, où il aurait de nouveau perdu connaissance.

On trépane sur la dépression du muscle temporal. Dès que la rondelle osseuse est enlevée, un caillot sanguin fait hernie à travers la brèche. Une seconde couronne est appliquée en avant de la première, et, comme la nappe hémorragique se prolonge en arrière, on pratique deux nouvelles ouvertures en arrière des précédentes. La brèche osseuse mesure exactement 7 centimètres de diamètre autéro-postérieur et 2 centimètres de hauteur. Le caillot, qui occupe toute la zone décollable de la dure-mère et s'étend, d'arrière en avant, sur une longueur de 15 centimètres, est enlevé avec la curette.

Un vaisseau qui saigne en filet est lié au catgut, et une hémorragie en nappe est arrêtée à l'aide d'un tamponnement à la gaze iodoformée.

Disparition progressive de tous les troubles. Guérison complète.

Observation V. — Vial, *Loire médicale*, 15 janvier 1897.

Homme de cinquante-six ans, alcoolique, trouvé sans connaissance au pied de l'escalier de sa cave. Légère ecchymose mastoïdienne à gauche, avec œdème léger de la région temporo-pariétale. Inconscience absolue. Hémiplégie droite complète. Incontinence des urines et des matières fécales.

Trépanation quatre jours après le traumatisme, au lieu d'élection de l'artère méningée moyenne. On rencontre sous l'os un caillot de faible consistance, qui se prolonge en haut et en arrière, et qui est évacué, après application de deux nouvelles couronnes de trépan. Fêlure dont les limites échappent.

Une demi-heure après l'opération, le malade sort de sa torpeur et recouvre la parole pour demander du vin.

Guérison complète et progressive.

Observation VI. — Vial, *ibid.*

Homme de cinquante-deux ans, alcoolique, ayant fait une chute sur la tête, dont il ne lui était resté tout d'abord qu'une douleur assez vive. Deux jours après, perte de connaissance, hémiplégie droite, flasque, et hémianesthésie absolue du même côté. Ecchymose de la région temporo-pariétale gauche, au niveau de laquelle des pressions un peu fortes semblent provoquer de la douleur et réveiller le blessé de sa torpeur. Respiration stertoreuse. Incontinence des urines et des matières. Température à 39° 2.

Trépanation six jours après le traumatisme, au milieu de la partie moyenne de la ligne rolandique. Caillot extra-duremérien, organisé et résistant, d'aspect gelée de groseille, et s'étendant fort loin. On applique une nouvelle couronne au lieu d'élection de la méningée moyenne, et on fait sauter le pont osseux qui sépare les deux pertes de substance. Enlèvement partiel du caillot et tamponnement à la gaze iodoformée.

Dans la journée, l'état persiste et, le soir, la température atteint 40 degrés. Mort le lendemain.

Autopsie : volumineux hématome extra-duremérien, circonscrit, déprimant l'hémisphère gauche, dont les lobes frontal et pariétal sont profondément excavés. Il pèse 150 grammes, est dense et compact, et adhère fortement aux parois méningienne et osseuse. Très mince fêlure rectiligne, superposée à la partie moyenne de la suture fronto-pariétale gauche.

Observation VII. — Kronlein, *Mercredi médical,* 1890.

Homme de quarante-deux ans, ayant fait une chute sur la tête, de 2 mètres de hauteur. Resté pendant quelque temps sans connaissance, il revint à lui et put rentrer à pied à la maison, appuyé sur le bras d'un camarade. Au bout d'un quart d'heure, le blessé devint soporeux et une paralysie complète s'empara de lui, avec tous les symptômes de compression cérébrale.

Apporté à la clinique, on trépana aux lieux d'élection indiqués par Krönlein en 1888, et l'on découvrit un épanchement sanguin s'étendant en arrière, dans la région pariéto-occipitale. Après avoir évacué les caillots et recherché, au moyen d'une lampe à incandescence, le point de rupture du vaisseau, on tamponna la plaie avec la gaze iodoformée. Deux heures après, le malade revenait à lui, et, au bout de dix heures, pouvait raconter comment l'accident s'était passé. Six semaines après, il était rétabli.

Observation VIII. — Sandoz, *Revue médicale de la Suisse romande*, 1890.

Fillette de six ans, frappée par une casserole tombée d'une fenêtre d'un second étage. Pendant les trente-six heures qui suivirent l'accident, la malade ne présenta aucun symptôme morbide. Le lendemain de l'accident, elle se plaignait de maux de tête et d'un engourdissement du bras gauche. Puis survinrent des vomissements et une parésie de ce bras. L'enfant devint somnolente et le pouls tomba à 50 par minute.

Trépanation au lieu d'élection indiqué par Krönlein. Pas de fissure. Hématome extra-duremérien, qui est évacué. Suture de la plaie sans drainage. Le lendemain, l'enfant est moins somnolente et exécute déjà des mouvements du bras. Au bout de huit heures, la guérison était parfaite.

Observation IX. — William Stewart, *Revue des sciences médicales*, t. XLI, p. 261.

T. J..., quarante-six ans, ayant fait une chute dans les docks. On le sortit de l'eau, sans perte de connaissance, et il recommença à haler un navire qui sortait des docks. Mais, vingt minutes après sa chute, il tomba, perdit connaissance et fut pris de convulsions généralisées.

Transporté à l'hôpital, il eut trois crises convulsives, commençant par la dilatation des pupilles et une déviation des yeux à droite, suivies par des spasmes du côté gauche de la face, du bras gauche, puis de la jambe gauche. Après chaque crise, déviation des yeux à gauche, et paralysie faciale de ce côté; inconscience. Blessure du cuir chevelu vers la base de la mastoïde gauche. Respiration haletante. Pouls à 60, irrégulier. Écoulement de sang par la narine droite.

Trépanation à 2 centimètres en arrière de l'angle du frontal et à 1 centimètre du zygoma droit. Il s'échappa un flot de sang profus et persistant.

Guérison, avec persistance d'un léger degré de paralysie faciale.

Observation X. — Just-Lucas-Championnière, *Revue des Sciences médicales*, t. XXVII, p. 273.

Malade trouvé sans connaissance dans la rue, ayant une plaie de 2 centimètres, n'intéressant que les parties molles, située à 8 centimètres en avant de la scissure de Rolando. Coma profond; paralysie complète du membre supérieur droit, incomplète du membre inférieur droit. Conservation de la sensibilité. Ptosis palpébral gauche; strabisme externe de l'œil droit. Paralysie faciale droite.

Trépanation. Sous la plaie des téguments, fissure du crâne. On tombe sur un grand foyer hémorragique qu'on déterge. Les phénomènes de paralysie et de coma se dissipent peu à peu, et le malade sort guéri quatre mois après.

Observation XI. — Thornley Stoker, thèse de Duchaine, Paris, 1890.

Homme de cinquante ans. Chute de voiture. Stupeur complète, avec monoplégie brachiale gauche et paralysie partielle du facial du même côté; la motilité de la jambe gauche était affaiblie. Contusion au niveau de la partie supérieure du sillon de Rolando.

Le neuvième jour après le traumatisme, le malade allait plus mal et paraissait mourant. Il avait une hémiplégie gauche complète et se trouvait dans le coma. Respiration stertoreuse, ralentie.

Trépanation sans anesthésie sur le siège de la contusion. Évacuation d'un caillot volumineux, déprimant la dure-mère de 4 centimètres.

Guérison sans incident. Le soir de l'opération, la paralysie et les symptômes cérébraux avaient disparu.

Observation XII. — Watson, *Lancet*, 1856.

G. H..., vingt sept ans, ayant eu une attaque d'épilepsie. Il revint à lui, et une demi-heure plus tard on le trouva assoupi, en état de stupeur et complètement insensible. Pouls plein et lent, pupilles dilatées et immobiles, peau chaude, selles involontaires. A droite, contusion du cuir chevelu.

Trépanation le troisième jour, au niveau du passage de la méningée. Enlèvement d'un caillot extra-durcmérien; deux heures plus tard la connaissance était revenue, le malade parlait facilement et la paralysie avait disparu. Guérison complète.

Observation XIII. — Calder, *British Medical Journal*, 1880.

Homme de vingt-six ans. Chute dans un escalier. Perdit connaissance, mais revint à lui au bout de sept heures.

Légère douleur derrière l'oreille droite le cinquième jour, puis nouvelle perte de connaissance. Pupille droite moins large que la gauche. Chute de la paupière supérieure et strabisme de l'œil droit. Pouls lent, plein et régulier. Légère contusion au-dessus de l'oreille droite. Le septième jour, la perte de connaissance devient plus profonde; coma.

On trépane à pouce 1/2 en avant de l'oreille droite. Caillot d'environ 1 once de sang évacué.

Guérison en un mois.

Observation XIV. — Beck, rapportée par Paul Delvoie, *Mémoires couronnés et autres mémoires publiés par l'Académie de médecine de Belgique*, t. XII, 1803.

Homme de soixante-deux ans. Chute. Tout le front et le cuir chevelu du côté droit sont le siège d'une tuméfaction molle. Perte de connaissance passagère. Puis de nouveau le sensorium s'entreprend. Parésie du bras et de la jambe gauches. Pouls irrégulier, à 60.

Trépanation au point de Vogt. On enlève un caillot brun noirâtre. Guérison.

Observation XV. — Seydel, rapportée par Paul Delvoie, *ibid*.

Homme de trente-cinq ans. Le surlendemain d'un coup sur la tête, on le trouve sans connaissance ; pouls à 00 ; respiration ralentie. Le troisième jour, pouls à 50 ; état général encore plus mauvais.

Trépanation. On tombe sur une fissure en V, à pointe déprimée. On enlève la partie enfoncée, en même temps qu'un caillot pénétrant jusqu'au cerveau à travers une déchirure de la dure-mère. Guérison.

Observation XVI. — Pendleton, Delvoie, *ibid*.

Homme de cinquante-deux ans. Fracture étoilée du pariétal gauche. Pupille gauche dilatée ; paralysie du bras droit.

Trépanation. Evacuation des caillots sanguins extraduremériens. Guérison ; le malade conserve toutefois de la parésie du bras. Perte de la vue à l'œil gauche.

Observation XVII. — Pendleton, Delvoie, *ibid*.

Homme de cinquante-neuf ans. Fracture comminutive du pariétal droit. Hémorragie de la méningée. Paralysie du bras gauche. Trépanation. Tamponnement à la gaze. Guérison.

Observation XVIII. — Enrique de Arcilza, Delvoie, *ibid*.

Fracture du pariétal gauche. Perte de connaissance, aphasie, paralysie faciale double ; mouvements continus du bras et de la jambe du côté droit.

Cinq jours après, trépanation. Caillot provenant de la méningée déchirée. L'hémorragie ne se renouvelle pas après l'enlèvement. Guérison.

Observation XIX. — Von Bergmann, Delvoie, *ibid*.

Homme. Une brique lui tombe sur la tête. En arrivant à l'hôpital, une demi-heure après, il tombe sans connaissance; respiration un peu stertoreuse. Paralysie des membres du côté droit. Pouls à 60. Pupille gauche dilatée et immobile.

Fracture avec dépression au-dessus de l'occipital gauche. Trépanation. Enlèvement d'un caillot sur la méningée. On saisit l'une des branches de la méningée qui saigne; mais l'hémorragie ne s'arrêtant pas, on tamponne à la gaze iodoformée. Guérison.

Observation XX. — Strohe et Sonnenburg. Delvoie, *ibid.*

Homme. Une pierre lui tombe sur la tête d'une grande hauteur. Perte immédiate de connaissance. Respiration irrégulière, stertoreuse. Convulsions; pouls à 52; pupille droite extrêmement dilatée. Au niveau de la bosse pariétale droite, plaie cutanée, mais l'os paraît intact.

Trépanation. Le caillot sanguin fait saillie par la brèche osseuse, et, après son enlèvement, du sang jaillit de la plaie. On réussit à pincer l'artère qui donne; les pinces sont laissées dans la plaie pendant deux jours, car on ne parvient pas à lier le vaisseau. Une tentative d'implanter une plaque de celluloïde échoue. Guérison.

Observation XXI. — Cock, in th. de Duchaine, Paris 1800.

J. P., quarante-six ans, tombé d'une hauteur de 17 pieds. Étourdi par le coup, il reprit connaissance en arrivant à l'hôpital. Plaie du cuir chevelu, occupant tout le côté gauche de la tête. Deux jours après l'entrée à l'hôpital, réponses incohérentes, assoupissement. Le surlendemain, respiration stertoreuse, périodes d'inconscience complète, pupilles contractées et insensibles. Pouls rapide, petit. Injection et ecchymose de deux conjonctives. Hémiplégie droite complète.

Trépanation au niveau de l'angle antérieur et inférieur du pariétal. Pas de fracture. Flot de sang et large caillot, que l'on enlève. Guérison progressive.

Observation XXII. — J. Godlee, th. de Duchaine.

Homme de vingt-trois ans, heurté violemment à la tête par un poids de 16 livres. Put gagner l'hôpital en voiture et marcher jusqu'à son lit. Petite plaie de la région pariétale droite à 7 cm. 50 au-dessus de l'arcade zygomatique et à 3 centimètres en arrière de l'apophyse orbitaire externe. Enfoncement osseux. Quelques instants après, vomissements, pouls à 60, respiration à 30.

Deux heures plus tard, demi-coma et mouvements cloniques des quatre membres, plus accusés du côté droit, et alternant avec le coma.

On incise les téguments au niveau de la plaie, on reconnaît l'enfoncement, et on applique une large couronne de trépan. Epanchement assez abondant, fourni par une des veines méningées moyennes. Ligature au catgut et pansement de Lister. Un mois après, guérison complète.

Observation XXIII. — Krönlein 1883, th. de Duchaîne.
Homme de soixante ans, tombé dans un escalier. Perte de connaissance, hémiplégie gauche complète, pupille droite un peu plus petite que la gauche, 60 pulsations. Excoriations du front et du cuir chevelu ; empâtement des téguments de la tempe droite. Vaste ecchymose de la conjonctive bulbaire droite. Sang desséché dans la narine droite. Le septième jour après l'accident, sopor plus intense, faiblesse et irrégularité du pouls. Fièvre.

Trépanation au point de Vogt. Enlèvement d'environ 150 grammes de sang coagulé. Drainage et pansement à la gaze iodoformée. Guérison, avec persistance d'un léger degré de paralysie faciale.

Observation XXIV. — Weliamenow, th. de Duchaîne.
Homme trouvé sans connaissance sur un escalier et portant une plaie contuse au niveau de la région temporale gauche. Retour à la connaissance, mais amnésie complète. Quatre jours après, le pouls faiblissait graduellement. Le septième jour, état comateux et convulsions du bras droit ; respiration très faible.

Trépanation le huitième jour ; au niveau de la plaie, fissure dirigée vers le conduit auditif externe. Extraction de plusieurs gros caillots extra-duremériens. Guérison complète en deux mois.

Observation XXV. — Krönlein 1883, th. de Duchaine.

H. de quarante-huit ans, tombé dans un escalier et ayant perdu connaissance pendant une demi-heure. Il put regagner à pied son domicile, mais au bout de quelques heures il parut s'endormir. Le lendemain sopor profond, pupilles petites, ne réagissant pas, 58 pulsations. Plaie de la région pariétale droite. Les deux jours suivants, paralysie des membres droits, complète au bras, incomplète à la jambe. Le quatrième jour, fièvre. Trépanation au niveau de la branche antérieure de l'artère méningée moyenne. Pas d'extravasat. Mort.

Autopsie : épanchement énorme, provenant de la branche postérieure de l'artère méningée moyenne.

Observation XXVI. — Godlee, th. de Duchaine.

Enfant de dix ans, ayant fait une chute sur le pavé et ayant pu rentrer à pied à la maison. Il était comme un homme ivre, pâle, chancelant, et se plaignait de douleur à l'occiput. Hématome large de 3 pouces sur l'os pariétal droit. Motilité du bras et de la jambe gauches affaiblie. Dans la journée, insensibilité et convulsions, moins prononcées à gauche qu'à droite.

Trépation à 1 pouce 1/2 de l'angle du frontal, 1 pouce 1/2 au-dessus de l'arcade zygomatique; la rondelle enlevée, ou tomba sur une large poche remplie de caillots. Respiration de plus en plus difficile et mort.

Autopsie : rupture de la branche postérieure de l'artère méningée moyenne.

Observation XXVII. — Charters Symonds, th. de Duchaine.

H. de quarante-trois ans; chute sur la tête. Perte totale de connaissance et hémiplégie droite; pouls h 52. Deux plaies de la région temporale gauche. Coma augmentant graduellement.

Trépanation au point où le crâne paraissait avoir été lésé. On découvre un caillot sanguin animé de pulsations et deux déchirures de l'artère méningée moyenne, qui est liée au catgut. L'hémorragie continuant, on l'arrête définitivement en saisissant l'artère avec un fragment de la dure-mère, l'attirant au dehors et la tordant à l'aide d'une pince. Amélioration après l'enlèvement du caillot, mais mort le lendemain de méningite aiguë.

Observation XXVIII. — Alvarez, th. de Duchaine.

H. de vingt-cinq ans, trouvé sans connaissance dans la rue. Plaie contuse superficielle, de 1 centimètre environ, du côté gauche de la tête. Coma profond. Paralysie du bras droit, parésie du membre inférieur gauche. Ptosis à gauche, strabisme externe à droite; œdème papillaire et péripapillaire à gauche.

Trépanation sur le tiers inférieur de la circonvolution frontale ascendante. On trouve une fissure et un grand foyer hémorragique, situé entre la dure-mère et les os, et que l'on enlève. Guérison.

Observation XXIX. — Howise, th. de Duchaine.

H. H..., âgé de dix ans, tombé de 6 pieds de hauteur. Coma quatre heures après l'accident. Pupilles inégales, membres rigides, avec des mouvements convulsifs dans le bras et la jambe droits.

Trépanation sur le pariétal gauche, au niveau de l'aire motrice. Ablation d'un caillot volumineux. Comme il y avait encore écoulement de sang, on fit pendant trois heures la compression de la carotide primitive.

Quand le malade quitta l'hôpital, l'état général était bon, mais il persistait une hémiplégie droite, qui s'était établie postérieurement à l'opération.

Observation XXX. — Koehler, th. de Duchaine.

H. de vingt-quatre ans, atteint de fracture de l'os pariétal gauche. Après l'accident, le malade était aphasique; en outre, l'avant-bras droit, les muscles de la face du côté droit et le membre inférieur, ce dernier, il est vrai, à un moindre degré, étaient paralysés.

Le trait de fracture fut dilaté au ciseau, les fragments relevés, et l'hémorragie arrêtée. Guérison en six semaines.

Observation XXXI. — Delorme, th. de Duchaine.

Chute sur la tête, pas de perte de connaissance.

Il y avait à la tête une petite plaie de 4 centimètres et un épanchement sanguin considérable. Le malade survécut soixante-douze heures et on ne constata qu'une pupille un peu dilatée et un peu de torpeur aux dernières heures de la vie.

· Autopsie : Volumineux épanchement en dehors de la dure-mère, au niveau d'une fracture ; il occupait la partie correspondante de la fosse temporale et mesurait 3 à 4 centimètres d'épaisseur.

Observation XXXII. — Bodamer, th. de Duchaine.

Jeune homme de dix-huit ans ayant reçu un coup de pistolet à la tempe gauche. En cherchant la balle, on trouva l'os dénudé et entamé. Le lendemain, aphasie légère. On fait aussitôt la trépanation. Au niveau du point frappé par la balle, large caillot par plaie de la méningée moyenne. Guérison rapide.

Observation XXXIII. — Peyrot, th. de Duchaine.

Homme de trente ans, ayant fait une chute de voiture et s'étant contusionné fortement le côté droit de la voûte cranienne. Un quart d'heure après, perte de connaissance. Examiné le lendemain, il présentait une hémiplégie gauche presque complète ; le membre inférieur avait conservé encore quelques mouvements. Le malade s'exprimait difficilement, bredouillait. Point douloureux, spontanément et à la pression, à droite, vers la partie moyenne et antérieure du pariétal. Trois jours plus tard, les phénomènes généraux s'accentuèrent, l'hémiplégie devint complète. Le dixième jour après la chute, on constata un léger œdème de la région pariétale droite et des parties déclives. Température à 37°,5, pouls à 75.

Trépanation au niveau de la partie moyenne de la scissure de Rolando. Pendant l'anesthésie, hémiconvulsions gauches. On découvre une fissure coupant la direction du sillon de Rolando. Deux nouvelles couronnes sont appliquées, l'une au-dessus, l'autre au-dessous de la première. Ablation d'environ trois cuillerées de caillots. Tamponnement à la gaze iodoformée. Suture. Guérison progressive.

Observation XXXIV. — Jos. Ransohoff, rapportée par Paul Delvoie, loco citato.

Homme de vingt-huit ans. Chute. Pas d'accidents pendant huit jours, puis vomissements, céphalalgie, état comateux. Pouls à 40. Contractions des muscles de la face et des extrémités. Pupille droite dilatée et immobile.

Trépanation au niveau de la méningée gauche. Enlèvement d'un gros caillot. Au neuvième et au dixième jour, hémorragie abondante par la plaie : on lie la carotide primitive, mais une nouvelle hémorragie se produit plus tard par la carotide liée. Mort.

Observation XXXV. — Bodmann, rapporté par Paul Delvole, *loco citato.*

Homme de quatorze ans, frappé avec une pierre sur le côté de la tête. S'affaisse immédiatement, puis peut se relever. Deux jours après, signes de pression cérébrale. Trépanation. On enlève 30 grammes de sang coagulé entre l'os et la dure-mère. Guérison.

2° LÉSION DES SINUS

Observation I. — Elliot, *Massachussets General Hospital Record*, vol. CCLXVII, p. 82.

Homme de vingt-sept ans, tombé de voiture. Neuf heures après, demi-conscience. Pouls faible, à 100. Œdème de la région temporale droite et petite plaie de la région occipitale. Vingt heures après, perte de connaissance complète. Perte du mouvement des jambes. On constate une fracture de la colonne vertébrale, à la partie inférieure de la région dorsale. Pouls à 88. Accroissement de l'œdème du cuir chevelu.

On trépane sur la partie supérieure de l'os pariétal et on découvre une fissure. Caillot extra-duréménien d'environ 3 drachmes, évacué, et hémorragie provenant du sinus longitudinal, arrêtée. Mort le cinquième jour.

Observation II. — Chassaignac et Henrique, th. de Gérard-Marchant, Paris 1881.

Homme de vingt-six ans, ayant reçu un violent coup de pioche sur la tête. Perte de connaissance. Plaie et dépression osseuse sur la ligne médiane, à peu près à l'union des pariétaux avec le frontal. Somnolence. Gonflement œdémateux sur le front. Respiration bruyante. On essaie de relever les fragments, et du sang veineux jaillit en jet. Stertor, dilatation des pupilles et mort.

Autopsie : perforation de la paroi supérieure du sinus longitudinal supérieur ; couche de sang adhérente.

Observation III. — Morgagni, même source.

Homme de quarante ans, blessé au c   é droit et au milieu de la suture sagittale avec un rabot. Hémip   e gauche progressive. Respiration pénible. Pouls faible. Mort le   ième jour.

Autopsie : la blessure traversait le sinus   gitudinal supérieur et parvenait jusqu'au ventricule gauche. Ép chement de sang liquide. Poumon gauche considérablement tuméfié par du sang en stagnation.

Observation IV. — Th. de Gérard-Marchant, p. 140.

Garçon de treize ans, frappé sur le milieu de la suture sagittale, par un morceau de fer pointu. Perte de connaissance de quelques minutes. Le sixième jour, convulsions, vomissements, hémiplégie gauche et paralysie de l'œil droit, déterminant le la diplopie.

Trépanation au bout d'un mois. Jet de sang par l'ouverture. Extraction d'esquilles, ayant perforé le sinus longitudinal supérieur. Arrêt de l'hémorragie par application de charpie sèche. Six jours après l'opération, tous les accidents s'étaient dissipés.

Observation V. — Briggs, *Nashville Medical Journal*, XLIX, p. 103.

H. de cinquante et un ans, ayant reçu un coup sur la tête et ayant pu aller à pied jusqu'à sa maison. Blessure au niveau de la région temporale droite. Coma complet au bout de huit heures. Stertor, pouls plein, hémiplégie gauche, pupille droite dilatée et insensible.

Trépanation vingt-trois heures après ; fracture et caillot extra-durémérien, de l'épaisseur de 1 pouce, recouvrant entièrement l'hémisphère droit. Hémorrhagie profuse, venant du sinus latéral droit, arrêtée par compression, à l'aide d'une éponge qui est retirée le deuxième jour. Une nouvelle hémorragie est arrêtée par tamponnement à la gaze. Guérison, avec perte de la vision de l'œil droit et parésie du bras gauche.

Observation VI. — Petit, th. de Gérard-Marchant.

Enfant de dix ans. Chute d'un deuxième étage. Perte de connaissance, délire, puis assoupissement. Respiration courte, profonde. Pupilles contractées. Chute de la paupière supérieure. Bosse sanguine du volume d'un œuf derrière l'oreille. Mort en trois jours.

Autopsie. — Épanchement de sang sous-aponévrotique au niveau de la région postérieure de la tête. Sous le périoste du pariétal droit décollé, caillot sanguin, recouvrant une fracture qui met ce dernier en communication avec un caillot sous-osseux. Celui-ci est situé au niveau des os occipital et pariétal droit. Au niveau des circonvolutions sphénoïdales gauches, épanchement sous-arachnoïdien. Plusieurs fêlures du crâne.

Observation VII. — Morgagni, Même source.

Chute dans un escalier. Perte de la faculté de parler, de sentir et de mouvoir les membres. Mort au bout d'une heure.

Fracture de la base du crâne; rupture des sinus latéraux.

Observation VIII. — A Starr et M. Burney. Rapporté par Delvole, *loco citato*.

Traumatisme, aphasie, hémiplégie partielle à droite et hémianesthésie.

Trépanation. Hémorragie provenant d'une veine de la dure-mère; compression sur la circonvolution de Broca et sur l'aire sensitivo-motrice de l'écorce. Guérison.

— 92 —

II. — Épanchements sous-duremériens. (10 cas)

1° LÉSION DES VAISSEAUX DE LA PIE-MÈRE.

Observation I. — Walker, *Medical Age*, 1888.

Garçon de onze ans. Chute sur la tête d'une hauteur de 12 pieds. Perte de connaissance au bout d'une demi-heure. Légers vomissements de sang. Le lendemain, aphasie, et, par moments, délire. Deux jours après le traumatisme, spasmes du bras gauche et déviation des yeux à gauche. Le troisième jour, hémiplégie.

Trépanation sur la bosse pariétale droite. On tombe sur des fragments osseux déprimés, que l'on relève. Dure-mère de couleur sombre ; au-dessous d'elle, épanchement considérable. Le caillot est enlevé à l'aide d'irrigation.

Guérison en trois semaines.

Observation II. — Mills, *Journ. Nervous and. Mental Disease*, 1890.

Femme de soixante ans, ayant reçu un coup sur la tête. Inconscience. Œdème de la région pariétale droite. Pupille gauche insensible ; pupille droite petite et immobile. Parésie du bras gauche. Rigidité du bras droit. Insensibilité des membres inférieurs. Respiration stertoreuse, prenant par moments le rythme de Cheyne-Stokes. Mictions et défécations involontaires. Pendant deux jours, pouls entre 60 et 80 et respiration à 20.

Le deuxième jour, tête douloureuse à la pression. Mort dans la soirée.

Autopsie : caillot sous-duremérien, long de 5 pouces et large de 2 pouces 1/4, recouvrant la partie supérieure du lobe temporal, et s'étendant sous les os frontal et pariétal gauches. Caillot sur l'hémisphère gauche du cervelet.

Observation III. — Chiene, *Trans. American Surgical Association*, 1891.

Homme de quarante-deux ans, tombé de voiture. Fut étourdi, mais revint à lui et put donner son nom et son adresse Le lendemain, il avait toute sa connaissance. Le sixième jour, chute sur le côté gauche ; hémiconvulsions gauches, augmentant de fréquence et de violence les jours suivants.

Le dixième jour, trépanation à droite, un peu en avant de l'extrémité inférieure de la scissure de Rolando. Dure mère sans pulsations, bleuâtre et bombante ; incision. Il s'écoule du sang noirâtre et liquide.

Guérison complète en trois mois.

Observation IV. — Homans et Walton, *Boston medical and Surgical Journal*, 1891.

Homme de vingt-huit ans. Tomba de voiture et fut étourdi, mais revint à lui. Hématome de la région pariéto-occipitale droite. Pouls à 60. Délire le troisième jour, suivi, le quatrième, de stupeur et d'aphasie. Convulsions du bras et de la jambe droite, et, un peu plus tard, spasmes du côté gauche. Dans la suite, les convulsions se généralisèrent et prirent un caractère tonique. — Conscience partielle.

Trépanation sur le centre du langage, du côté gauche, près de l'extrémité inférieure de la scissure de Rolando. Dure-mère bombante, tendue et de couleur sombre. Au-dessous, hémorragie s'étendant dans toutes les directions. Pie-mère sombre, noirâtre, un peu en arrière de la scissure de Rolando. Cerveau fortement contusionné.

Guérison en trois mois.

Observation V. — Wells, *N. Y. Medical Record*, May, 14, 1892.

Chute dans la rue. Perte de connaissance, suivie de convulsions généralisées et fréquentes. Le troisième jour, les convulsions deviennent presque continuelles. A gauche, petite cicatrice à la partie supérieure de la tête.

On trépane au-dessous de la cicatrice, sur les centres moteurs. Ni fracture, ni dépression. Dure-mère sombre, sans pulsations. incision. On extrait un caillot, et on découvre la scissure de Rolando.

Le malade revient à lui et raconte qu'il a reçu un coup sur la tête.

Guérison.

Observation VI. — Matas, *New-Orleans Med. and Surg. Journal*, 1889.

Garçon de neuf ans. Reçut un coup de bâton sur le côté gauche de la tête, et tomba sans connaissance ; revint rapidement à lui, et put rentrer à pied à la maison.

Quelques heures plus tard, il devint stupide. Deux jours après, demi-conscience ; paralysie du bras et de la jambe droits ; insensibilité ; pouls à 78. Réponses incohérentes. Œdème de la région pariétale gauche.

Le troisième jour, coma.

Trépanation sur la bosse pariétale gauche. Dure-mère bombante et de couleur sombre. Au-dessous d'elle, grande quantité de sang liquide, retiré à l'aide d'une seringue hypodermique.

Guérison en quinze jours, malgré une légère suppuration.

Observation VII. — Walker, *Cincinnati Lancet Clinic*, 17 juin 1893.

Homme de vingt-trois ans. Coup sur le côté gauche de la tête. trois jours après, délire. Paralysie faciale droite. Pupille gauche dilatée et ne réagissant pas. Mictions et défécations involontaires. Plaie du cuir à gauche, et fracture linéaire à son niveau.

On trépana sur celle-ci, et on trouva la dure-mère d'un bleu noirâtre et bombante. On retira 2 onces de sang coagulé. Huit jours après, hernie du cerveau, qui disparut en quatre semaines.

Guérison en deux mois.

Observation VIII. — Beach, Massachussetts General Hospital Record, vol. CCLXXIV, p. 43.

Homme de trente-deux ans. Chute de voiture. Perte de connaissance immédiate et complète. Blessure au-dessus de l'œil gauche. Contusion au niveau de l'occiput. Hémorragie par l'oreille gauche.

Le troisième jour, hémiconvulsions gauches et déviation des yeux à droite.

Trépanation sur le centre du membre supérieur droit. Dure-mère sombre, bombante et sans pulsations ; incision. Issue d'une quantité considérable de sang liquide et de caillots, ainsi que de substance cérébrale détruite.

Deux jours après, coma et mort.

Observation IX. — Mynter, *Annals of Surgery*, 1894.

Homme de vingt-cinq ans, ayant reçu un coup de poing sur la tête.

Bouffissure de la face et des yeux. Douleurs considérables derrère la tête. Douze jours après, convulsions du bras et de la moitié droite de la face, et hémiparésie droite. Déviation de la langue à gauche. Anesthésie de la face. Aphasie complète. Pupille gauche contractée. Pouls à 90. Le treizième jour, la mobilité du bras et de la jambe gauches était revenue ; le malade semblait comprendre les questions et faisait des efforts pour y répondre. Agitation. Pouls à 120.

Trépanation sur les centres du langage et des mouvements de la face. Dure-mère bombante et bleuâtre. Lorsqu'elle fut incisée, du sang noir jaillit à plusieurs pieds. Caillot de 3 pouces de large et d'un quart de pouce d'épaisseur, dont on fit l'ablation.

Suture de la dure-mère. Réimplantation de la rondelle osseuse. Pas de drainage.

Guérison en quatre semaines.

Observation X. — Weiss, *Revue médicale de l'Est*, 15 mars 1897.

Homme de soixante ans. Coup de manche de fouet sur le côté gauche de la tête. Perte de connaissance de quelques instants. Les jours suivants, douleurs au niveau de la région temporale droite, torpeur, parésie, puis paralysie du bras gauche, tic facial gauche, dysarthrie.

Aggravation des symptômes. Trépanation à droite au niveau de la région rolandique. La dure-mère incisée laisse échapper une grande quantité de caillots noirâtres.

Guérison en deux mois.

Observation XI. — Duret, *Congrès de chirurgie*, 1891.

X..., chute de voiture. Perte de connaissance de dix minutes. Les jours suivants, esprit lourd, parole traînante, embarrassée ; violent mal de tête au niveau de la région temporale gauche. Quinze jours environ après le traumatisme, aphasie complète ; parésie et anesthésie de la moitié droite du corps, prononcées surtout à la face et au membre supérieur. Légère accélération du pouls et légère élévation de la température.

Trépanation en avant et au-dessus de l'extrémité inférieure de la ligne rolandique. Sous la dure-mère, caillot sanguin de couleur chocolat, sec et concret, que l'on incise ; issue d'environ 3 cuillerées à bouche d'un liquide brunâtre.

Au bout de trois semaines, tous les troubles avaient disparu, mais le malade étant sorti et ayant fait de copieuses libations meurt de congestion et d'œdème méningés étendus à tout l'encéphale.

Observation XII. — Reigner. *Deutsche med. Wochenschrift*, 1893, n° 28.

Garçon âgé actuellement de sept ans et demi. Chute d'un premier étage sur le pavé. Perte complète de connaissance. Pouls à 60. Volumineux hématome au-dessus de la tempe gauche ; un plus petit sur l'os pariétal droit. Hémiparésie droite, qui rétrograde le lendemain, ainsi que les troubles de la conscience. Le quatrième jour, les hématomes étant en partie résorbés, on put sentir, au niveau de la région temporale gauche, à 2 travers de doigt en avant du conduit auditif externe, une fissure du crâne d'environ 2 millimètres de largeur, montant verticalement jusqu'à la suture sagittale. Spasmes cloniques très persistants, ayant débuté par la face et ayant envahi le membre supérieur et le membre inférieur le jour suivant. Œdème papillaire. Conscience redevenue assez nette, mais aphasie complète.

Trépanation le sixième jour, au lieu d'élection de l'artère méningée moyenne et sur la fissure. Dure-mère tendue, bleuâtre, sans pulsations; section cruciforme. Issue d'une abondante quantité de sang, en partie liquide et en partie coagulé et mélangé à des débris de cerveau. Tamponnement à la gaze iodoformée.

Tous les troubles disparurent rapidement, sauf l'aphasie qui persista en grande partie. Un an et demi environ après l'accident, réparation de la perte de substance osseuse suivant le procédé autoplastique de Kœnig ; l'usage de la parole revint presque complètement.

Observation XIII. — Jean-Louis Petit, thèse de Duchaine, p. 36.

Grenadier frappé sur le muscle crotaphyte par un éclat de bombe. Perte de connaissance passagère. Bosse sanguine de la tempe. Assoupissement longtemps après le traumatisme.

Trépanation sur la bosse sanguine ; pas de sang en dehors de la dure-mère. Cinq à six heures après l'opération, une amélioration se produisit et le malade commença à parler ; puis il retomba dans l'assoupissement. En enlevant le pansement, on constata que la dure-mère faisait saillie à travers l'orifice trépané et avait une couleur bleuâtre ; « elle fut ouverte par une incision cruciale, et l'on retira deux cuillerées de sang moitié fluide, moitié coagulé. Deux heures après, le malade fut entièrement tiré de son assoupissement, et il guérit ensuite rapidement ».

Observation XIV. — Edmond Owen, *British med. sc.*, 13 octobre 1888.

Garçon de neuf ans, étourdi par une chute de voiture. Vomissements abondants. Quand on l'interrogeait, il répondait seulement : « allez-vous-en. » Cinq jours après le traumatisme, convulsions partielles du côté droit, à extension progressive. Conscience. Aphasie complète. Température normale. Pouls à 72.

Trépanation le septième jour, sur la région motrice. La dure-mère était verdâtre et faisait saillie. Après son incision, un filet de sang s'échappa et laissa voir la partie supérieure d'un gros caillot situé en bas de l'ouverture. Nouvelle couronne de trépan au-dessous de la première et ablation.

Le soir, nouvelles attaques convulsives, du même côté. Elles se reproduisent le lendemain, et on rouvrit la plaie ; l'arachnoïde, qui bombait, fut incisée, et il s'écoula une certaine quantité de sang liquide.

Guérison au bout d'un mois.

Observation XV. — Elliot, *Massachusetts General Hospital Records*, vol. CCLXXI, p. 41.

H...., quarante-deux ans, tombé d'une hauteur de 12 pieds. Pouls à 60. Pupille droite très dilatée. Respiration stertoreuse. Meut librement le bras et la jambe gauches, mais seulement de temps à autre le bras et la jambe droites.

Trépanation sur la région pariétale droite. La dure-mère, bombante, est incisée ; il jaillit environ une demi-once de sang. Mort treize heures plus tard, malgré une amélioration passagère.

Observation XVI. — Cabot, *Massachusetts General Hospital Records*, vol. CCLVII, p. 214.

Traumatisme inconnu. Inconscience. Pupilles égales, sensibles, et légèrement contractées. Pouls plein et lent. Respiration profonde et régulière. Œdème de la région occipitale droite et de la partie postérieure de la région pariétale ; dépression osseuse. Une heure plus tard, conscience partielle. Les deux jours suivants, stupidité et déviation des yeux à droite.

Trépanation sur le siège de la blessure, à la partie supérieure et postérieure de la région pariétale du côté droit. On trouve un caillot sanguin à la surface de la dure-mère, qui était privée de pulsations. Quatre jours après, hémiconvulsions gauches ; incision de la dure-mère et ablation d'un caillot d'une once et demie environ situé au voisinage de la scissure de Rolando.

Quatre jours après, coma soudain et mort.

Observation XVII. — C. B. Porter, *Massachusetts General Hospital Records*, vol. CCLIX, p. 136.

Homme de vingt-quatre ans, assommé dans la rue. Conscient, mais stupide. Vingt heures après le traumatisme, ralentissement du pouls. Gonflement de la partie inférieure de la région occipitale droite. Stupeur croissante. Pendant les deux jours suivants, une amélioration se produisit, et le malade put quitter l'hôpital. Quatre heures après, il fut ramené agité et délirant. Convulsions du bras gauche. Bras droit rigide. Tête rejetée en arrière. Respiration laborieuse et stertoreuse, à 30. Pupille droite dilatée; gauche contractée et insensible. Inconscience. Coma. Mort quatre jours après le traumatisme.

Autopsie. — Plusieurs fissures de la base du crâne. Petit caillot extra-duremérien au niveau de la fosse occipitale droite. Epanchement sous-duremérien considérable à la partie inférieure des fosses antérieure et moyenne. Contusion du cerveau.

Observation XVIII. — Herbert Allingham, thèse de Duchaine.

Homme de quarante ans, tombé de tramway. Pas de plaie de tête. Pas de perte de connaissance. Le lendemain, douleurs de tête du côté droit et assoupissement. Cinq jours plus tard, respiration pénible et stertoreuse; coma; convulsions à gauche, débutant par les paupières et la commissure labiale et envahissant ensuite successivement les muscles de la face et du cou, du membre supérieur et du membre inférieur. Pupille droite plus dilatée que la gauche.

Les convulsions se répétant fréquemment, on trépane à droite, au niveau du pied de la scissure de Rolando. Dure-mère bombante sans pulsations : incision. Vaste caillot, enlevé avec le doigt et l'irrigation. Pie-mère intacte, sauf au niveau du lobe frontal, qui était mou et lacéré. Guérison.

Observation XIX. — C. B. Ball, th. de Decressac, Paris, 1890.

Homme de vingt-six ans. Coup de couteau dans la région temporale gauche. Embarras de la parole, difficulté de trouver le mot

juste. Dix jours après le traumatisme, on trouva une petite cicatrice au niveau de la portion écailleuse de l'os temporal gauche.
Accroissement de l'aphasie ; le malade devint incapable de nom-
mer les objets qu'on lui présentait ; il ne pouvait écrire.

Trépanation sur la cicatrice. La dure-mère avait été traversée
par le couteau. Plaie cérébrale, à l'intérieur et au voisinage de
laquelle étaient des caillots, qui furent enlevés avec une pince.

La guérison se fit régulièrement.

Observation XX. — Golding Bird, th. de Duchaine.

Homme de trente et un ans, atteint de commotion cérébrale.
Stertor, paralysie des membres, dilatation des pupilles, surtout
de la gauche. La pression de la zone pariétale amène des mouvements brusques d'extension de l'avant bras et du poignet gauche ;
en insistant davantage, on détermine des accès convulsifs épileptiformes.

Trépanation. On trouve une fissure intéressant l'occipital. Sous
la dure-mère, vaste caillot. Amélioration de la respiration après
lavage de ce dernier, mais mort trois heures après.

Observation XXI. — Lépine, *Bull. de l'Acad. de méd.*, août 1889.

Homme de vingt-neuf ans, alcoolique et épileptique. Chute dans
un escalier. Pas de traces de traumatisme de la tête. Coma. Deux
jours plus tard, celui-ci disparaît progressivement, mais aphasie
complète. Le malade est dans l'impossibilité de parler et d'écrire.
et il paraît comprendre fort imparfaitement. De plus, légère hémiparésie droite et déviation de la langue à droite. Les jours suivants, accès d'épilepsie jacksonnienne, débutant invariablement
pas une secousse de la commissure labiale droite, bientôt suivie
par des convulsions des membres droits.

Dix jours après la chute, trépanation au niveau de l'extrémité
inférieure du sillon de Rolando. Incision de la dure-mère ; il jaillit environ 25 grammes de sang liquide. Tamponnement iodo-
formé.

Guérison.

Observation XXII. — Schneider, th. de Decressac.

Jeune homme de dix-huit ans, ayant reçu un coup de couteau dans la région de la tempe. Aphasie immédiate. Hémiplégie avec paralysie faciale. Plaie au niveau de la troisième circonvolution frontale.

Neuf jours après l'accident, trépanation. Caillot sous la dure-mère. Il est enlevé et un jet de sang s'élance de la plaie ; il a pour origine la première branche de la cérébrale moyenne, qui est pincée et liée, non sans difficulté.

Guérison.

Observation XXIII. — Mac-Ewen, th. de Duchaîne.

Enfant ayant fait une chute sur la tête. Six jours après, hémi convulsions gauches à type facial, laissant après elles une hémiparésie : le jour suivant, elles se généralisèrent et le malade perdit connaissance. Contusion légère de la face et de la tête.

Trépanation un peu en arrière de la ligne auriculo-bregmatique, à moitié chemin entre le vertex et le méat auditif. On découvrit une fissure près de la scissure coronale. Incision de la dure-mère. On retire 2 onces de sang liquide et un caillot.

Guérison.

Observation XXIV. — Ekehorn, Léon Gallez, *Mémoires couronnés et autres mémoires publiés par l'Académie Royale de Médecine de Belgique*, 1893, t. XII.

Homme, vitrier. Le 10 mars 1891, étant ivre, traumatisme crânien, perte de connaissance. Quand il revint à lui, il se sentit tout engourdi. Plaie insignifiante au-dessus de l'œil gauche ; un peu à droite de la protubérance occipitale, plaie mais pas de fracture appréciable. Le blessé est conscient, un peu somnolent, répondant bien aux questions ; douleurs dans le front, le vertex et l'occiput. Impossibilité de fixer les objets, pupilles contractées. Le lendemain, un peu de somnolence ; il répond mal aux questions. Les jours suivants, céphalalgie, attaques épileptiformes limitées au côté gauche de la face, au bras et à la jambe gauches.

Trépanation sur le siège de la méningée moyenne ; incision de

la dure-mère : environ 150 grammes de sang et de caillots furent
enlevés. Guérison complète.

Observation XXV. — Mac Ewen, *ibid*.

Homme de trente-six ans. Chute. Perte de connaissance ; coma
profond. Dans l'espace d'une heure, la respiration s'arrêta deux
fois. Pupilles ne réagissant pas. Pas de fractures ni de contusions.

Trépanation à deux travers de doigt au-dessus de l'oreille droite :
pas d'épanchement. Trépanation au-dessus de l'oreille gauche.
Sous la dure-mère, caillot de 1 once 1/2, qui est enlevé. Mort
trois heures après.

Autopsie : sang répandu en surface sur l'hémisphère. Cerveau
détruit en grande partie.

Observation XXVI. — G.-B. Murdoch, *ibid*.

Homme de vingt-quatre ans, renversé par une charpente. Perte
de connaissance prolongée dont il se réveille avec une paralysie
complète, sensible aussi bien que motrice, du bras et de la jambe
du côté droit. Douleur au niveau du vertex et au-dessous de l'œil
gauche, où existait une petite cicatrice.

Six mois après, trépanation sur la partie supérieure de l'aire
motrice. Incision de la dure-mère : on tombe sur un ancien caillot
sanguin, maintenant encapsulé et mélangé à de la substance cérébrale détruite.

Trois semaines plus tard, guérison complète, sauf quelques
difficultés dans l'extension de la main.

Observation XXVII. — Openshaw, *Mercredi médical*, 1892, p. 120.

J'ai vu, à l'hôpital de Londres, un malade qui, à la suite d'une
chute survenue trois jours auparavant, eut des crises de convulsions du côté gauche. On trépana, on enleva un caillot après avoir
incisé la dure-mère. Le malade guérit rapidement.

Dans deux autres cas analogues, la pupille du côté du traumatisme était dilatée.

Observation XXVIII. — Hahn, *Deutsche med. Woch.*, 10 avril 1890.

Garçon de quatorze ans, ayant reçu un coup sur le côté gauche de la tête, le 24 septembre 1892. Après une chute et une perte de connaissance passagère, le malade put se relever et rentrer à la maison. Le soir aphasie. Le 26, convulsions répétées, dont la fréquence et l'intensité s'accroissent de plus en plus. Le 27, douleur à la pression du côté gauche de la tête. Trépanation à gauche, au niveau de la région motrice. Dure mère fortement tendue, bleuâtre et sans pulsations ; elle est ponctionnée et on retire plusieurs seringues de sang situé entre elle et le cerveau.

Guérison sans complications.

Observation XXIX. — Hahn, *ibid.*

Enfant de trois ans, ayant fait une chute sur la partie postérieure de la tête, le 2 septembre 1891. Le 9 septembre au matin, aphasie soudaine.

Démarche chancelante et paralysie de toute la moitié gauche de la face. Le 12, paralysi du voile du palais. Pupilles petites, égales. Dans la nuit, mouvements convulsifs du bras et de la jambe gauche, et mouvements inspiratoires brefs se succédant rapidement. Le 13, au matin, vomissements. On diagnostique un épanchement sus- ou sous-duremérien et on trépane à la partie inférieure de la scissure de Rolando. Dure-mère bleuâtre, tendue, sans pulsations. Des ponctions ramènent une assez grande quantité de sang liquide. Drainage à la gaze iodoformée. Guérison avec persistance d'un léger degré de paralysie faciale.

Observation XXX. — Hulke. Rapportée par Delvoie, *loc. cit.*

Homme de soixante-quatre ans. Une échelle lui tombe sur la tête. Après étourdissement passager, peut travailler pendant deux jours. Est amené à l'hôpital quinze jours après, avec des symptômes de pression cérébrale.

Trépanation. Dure-mère intacte, mais proéminant fortement et ne présentant pas de pulsations. Ponction exploratrice ramène liquide de couleur chocolat. On évacue 15 grammes de sang coagulé. Guérison complète huit semaines après.

2° PACHYMÉNINGITES HÉMORRAGIQUES TRAUMATIQUES

Observation I. — Armstrong, th. de Decressac, Paris 1890.

Homme de cinquante-trois ans, frappé, le 27 février 1887, par une brique, au-dessus de la paupière gauche. Plaie légère guérie le 14 mars. Le 18 avril, le malade s'aperçoit qu'il traîne le pied droit ; puis le bras droit se prend, et les troubles moteurs s'accentuent dans le côté entier. Frissons chaque matin. Névrite optique double.

Le 1er mai, trépanation sur la circonvolution frontale ascendante. Pas de fracture. Dure-mère colorée, sombre. Incision ; on évacue du sang brunâtre. Drainage. L'hémiplégie disparut et la guérison se fit rapidement. Le 8 mai, le malade se promenait.

Observation II. — Ceci, *Bulletin médical*, 1888.

Homme de cinquante-deux ans, blessé à la région pariétale droite dans une chute sur un corps pointu. Après une perte de connaissance de deux heures, il put reprendre sa vie habituelle sans ressortir d'autres troubles qu'un peu de céphalalgie droite. Deux mois après hémiplégie gauche totale, avec état soporeux, affaiblissement et ralentissement du pouls et type respiratoire de de Cheyne-Stokes. A la région pariétale droite, cicatrice mobile de la peau.

Trépanation. Incision de la dure-mère. On trouve sous celle-ci un épanchement de sang coagulé, que l'on enlève.

Guérison complète. La paralysie disparut progressivement.

Observation III. — Boyd, *Mercredi médical*, 1892.

Un malade reçut un violent traumatisme sur le côté gauche de la tête ; presque tous les symptômes disparurent en deux ou trois semaines et le malade se crut guéri. Mais au bout de sept semaines de guérison apparente, en dix jours se développa une hémiplégie droite, commençant par le bras et gagnant ensuite la jambe ; puis survint un état de collapsus et finalement du coma ; la fièvre s'alluma.

On trépana, et, au lieu d'un abcès, on trouva un caillot kystique, qu'on vida et draina. Le malade guérit progressivement.

Observation IV. — Vial. *Loire médicale*, 15 janvier 1897.

Garçon de onze ans et demi, ayant reçu un coup de vrille sur la tête, au niveau de la fosse temporale gauche. Consécutivement, gonflement et abcès, qui s'ouvrit spontanément. Vingt-six jours après le traumatisme, vive céphalée et délire. Le surlendemain, convulsions, intéressant les deux membres droits, sans participation de la face. Tendance continuelle à la syncope, vertiges, vomissements fréquents, constipation opiniâtre. Petite cicatrice, douloureuse à la pression, située à 4 centimètres au-dessus, et un peu en avant du trou auditif.

Un mois environ après le traumatisme, trépanation sur la cicatrice. Pas de fracture. Dure-mère sombre, violâtre et tendue. Incision ; écoulement de quelques gouttes de sang noir. Tamponnement à la gaze.

Guérison complète.

Observation V. — Hahn, *Deut. med. Woch.*, 10 avril 1896.

Homme de soixante-neuf ans, entré à l'hôpital le 9 août 1894, et blessé dans une rixe six semaines auparavant. Depuis ce temps, il devint maussade et se plaignit de douleurs du côté droit de la tête. Il y a six jours, apathie et paralysie du bras et de la jambe gauches, deux jours plus tard. il était presque sans connaissance ; par moment, agitation. Température à 37.°0, pouls à 104, respiration à 24. Petite cicatrice à quelques centimètres au-dessus de l'oreille. Paralysie du facial gauche. Pupilles dilatées, ne réagissant pas à la lumière. Incontinence des urines et des matières fécales. Coma. Pouls petit et fréquent. Trépanations le 9 août, sur la cicatrice. Dure-mère tendue, bleuâtre et sans pulsations. Ponction exploratrice ramène sang noir et coagulé. Incision de la dure-mère et évacuation de 150 grammes de sang coagulé. Tamponnement à la gaze iodoformée. Disparition de tous les troubles.

3° FRACTURE DE L'APOPHYSE MASTOÏDE.

Observation inédite.

Malade tombé d'un échafaudage. A l'entrée à l'hôpital, coma, respiration stertoreuse, pouls très petit et lent, résolution musculaire complète, relâchement des sphincters. Au niveau de l'orbite gauche, petite plaie d'où partait une ecchymose qui gagnait l'œil et la face. Au niveau de la région mastoïdienne droite, ecchymose diffuse et même véritable hématome derrière l'oreille.

Ecoulement de sang par l'oreille droite.

M le Dr Rochet trépana sur la bosse fronto-pariétale gauche, ne découvrit pas de fracture et trouva la dure-mère intacte. Il referma la plaie et trépana du côté opposé, symétriquement. Rien entre les os et la dure-mère. Celle ci étant de couleur bleuâtre; elle fut incisée et du sang jaillit à une assez grande hauteur. Issue d'une assez grande quantité de sang liquide. Le pouls devint plus fort et plus rapide, mais le malade mourut dans le coma quatre heures après l'opération. A l'autopsie, on trouva une fracture de l'apophyse mastoïde, ayant détaché presque complètement cette dernière de la base du rocher et se prolongeant à l'intérieur du crâne. Epanchement sous-duremérien considérable, déprimant fortement les lobes temporo-sphénoïdaux.

4° LÉSION DU SINUS PÉTREUX SUPÉRIEUR

Observation inédite.

Malade apporté à l'hôpital dans le coma, quatre heures après une chute du haut d'un toit. Crâne couvert d'ecchymoses. On observait un gonflement des téguments plus accentué à gauche qu'à droite, et une flaccidité des membres, plus accusée du côté gauche, ce qui fit penser que la lésion siégeait à droite. M. le Dr Rochet pratiqua la trépanation du côté droit et découvrit une fissure au niveau de la bosse pariétale. La dure-mère était tendue, violette, sans pulsations; elle fut incisée et il jaillit un demi-verre de sang noir, liquide, situé sous la dure-mère et qui n'avait pas encore eu le temps de se coaguler. A travers l'ouverture osseuse, on sentait une fracture passant par le bord supérieur du rocher. Le malade mourut dans la nuit.

A l'autopsie, on découvrit une fracture oblique du rocher, partant du trou déchiré antérieur, coupant le rocher en deux vers son tiers externe et se prolongeant en arrière dans l'apophyse mastoïde; le sinus pétreux supérieur était largement ouvert.

5° LÉSION DE L'ARTÈRE OPHTALMIQUE

Aran, thèse de Gérard-Marchant.

Coup de sabre ayant traversé le voûte orbitaire droite. Le lendemain, hémiplégie gauche; état comateux; pupille droite dilatée et immobile. Parole embarrassée et difficile; intelligence intacte. Mort le seizième jour.

Épanchement sanguin sur l'hémisphère droit. Division complète du nerf optique et de l'artère ophtalmique. Blessure de l'hémisphère droit.

6° DÉCHIRURE DE LA VEINE JUGULAIRE INTERNE

Aran, thèse de Gérard-Marchant.

Homme trouvé mort dans la rue. Fracture de la base du ᵗᵉ. Temporal divisé en quatre fragments, dont l'un avait divisé la veine jugulaire interne.

7° RUPTURE DE L'UNE DES VEINES DU DIPLOÉ

Perrin, thèse de Gérard-Marchant.

Chute sur la région occipitale. Tumeur sanguine sous-occipitale. Résolution musculaire complète. Stertor.

Mort en trente-six heures. Une des veines du diploé était déchi-

rée à 1 centimètre environ du sinus longitudinal supérieur. Cette
déchirure avait déterminé, dans un point correspondant, grâce à la
rupture de la dure-mère, un épanchement sanguin de 350 grammes
environ, dans la cavité arachnoïdienne, cet épanchement était coa
gulé et occupait toute la cavité séreuse.

III. Épanchements intra-cérébraux (3 cas).

Observation I. — Heusner, *Deut. med. Woch.*, 18 octobre
1888.

Jeune fille de quinze ans, ayant fait une chute dans un escalier.
Après un court évanouissement, elle se plaignit de douleurs vio-
lentes dans toute la tête. Zone douloureuse à la pression à la partie antérieure de l'os pariétal droit, à 7 centimètres au-dessus du
conduit auditif externe. Il se produisit une parésie et une diminution de la sensibilité du bras gauche, ainsi qu'une légère parésie
faciale. Il se produisit une légère aggravation des symptômes, et,
quatorze jours après l'entrée à l'hôpital, on trépana au niveau de
la région douloureuse. Os intact. Dure-mère tendue, proéminente.
Elle fut incisée, et le cerveau se présenta avec une surface rou-
geâtre et semblable à une ampoule fortement gonflée. Avec une
lancette, on fit une section profonde de 2 centimètres dans la circonvolution centrale antérieure ; il s'écoula quelques grammes d'un
liquide rouge noirâtre, et la tension de la substance cérébrale se
relâcha.

Guérison complète. La parésie faciale ne disparut que lentement.

Observation II. — *Revue des Sciences médicales*, t. I,
p. 241.

Traumatisme de la tête, ayant déterminé, chez un jeune homme
la fracture de la partie antérieure du pariétal et de la partie supérieur du t   ral gauche. Les esquilles osseuses furent enlevées,
ainsi qu'un caillot extraduremérien, mais les symptômes d'aphasie
et de parésie du facial et de l'hypoglosse droit qui s'étaient manifestés au début persistèrent et même se compliquèrent, en quelques
jours, d'une parésie du membre supérieur droit et d'accès d'épilep-

sie jacksonnienne. Le foyer de trépanation fut alors ouvert, la dure-mère incisée, et la présence d'un épanchement sanguin profond, au niveau du centre du facial, ayant été trouvée, le cerveau fut incisé et les caillots situés dans le foyer enlevés avec la curette,

Observation III. — Mac-Ewen. Rapportée par Gallez. *loc. cit.*

Homme. Monoplégie brachiale. Trépanation; extravasat sanguin dans la substance blanche de la région motrice. Ablations. Guérison.

BIBLIOGRAPHIE

Broca et Maubrac, Traité de chirurgie cérébrale.

Broca et Sibileau, Gazette des Hôpitaux, 30 juin 1888.

Chipault, Chirurgie du système nerveux.

Decressac, th. de Paris, 1890.

Delvoie, Mémoires couronnés et autres mémoires publiés par l'Académie Royale de Belgique, 1891, t. XII.

Duchaine, Des ruptures de l'artère méningée moyenne (th. de Paris, 1890).

Duret, Etudes expérimentales et cliniques sur les traumatismes cérébraux (th. de Paris, 1878).

Duplay, Compression par épanchements sanguins dans le crâne. Progrès Médical, 1882 et 1883.

Duplay et Reclus, Traité de chirurgie, t. III.

Jacobson, Guys Hospital Report's, 1886.

Gallez, Mémoires couronnés et autres mémoires publiés par l'Académie Royale de Belgique, 1803, t. XII.

Gérard-Marchant, Des épanchements sanguins intracraniens consécutifs au traumatisme (th. de Paris 1881).

Krœnlein, Corr. bl. für Schw. Aerzte, 1883 et 1801. Deutsche Zeitung für Chirurgie, XXIII, p. 200.

Lannelongue, Bulletin médical, 1888.

Le Dentu et Delbet, Traité de chirurgie.

Lelandais, Diagnostic et Traitement des épanchement sanguins intracraniens (variété sus-duremérienne) (th. de Paris, 1803).

Lucas-Championnière, Etude historique et clinique sur la trépanation. Le trépan guidé par les localisations cérébrales.

Poirier, Topographie cranio-encéphalique. Trépanation.

Rochet, Gazette hebdomadaire de Médecine et de Chirurgie, 27 décembre 1890.

Ch. Scudder et Lund, The americ. Journal of the Med. Sc., 1895.

Testut, Traité d'anatomie humaine.

Tillaux, Traité d'anatomie topographique.

Wiessmann, Deut. Zeitung für Chirurgie.

TABLE

Lyon. — Imp. A. Rey, 4, rue Gentil. — 82073

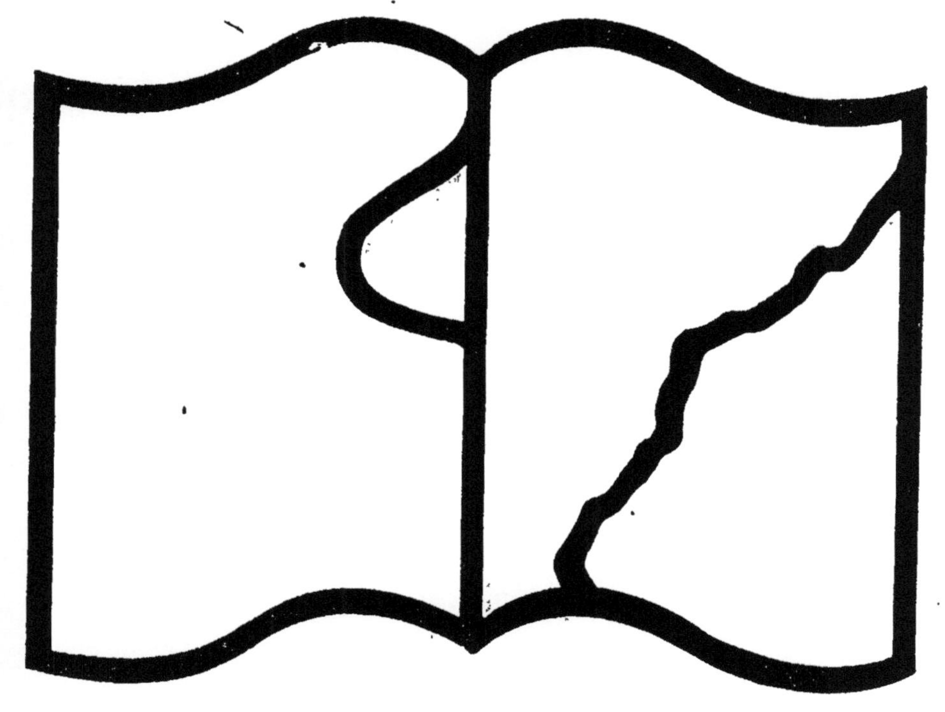

Texte détérioré — reliure défectueuse

NF Z 43-120-11